Lisa Smolinski

Von Kopf-Bauchschmerzen und Vulkanmenschen

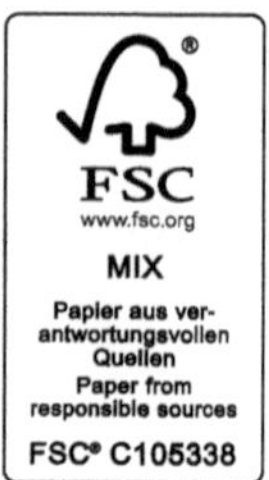

Impressum

1st edition 2024

© Lisa Smolinski

Bibliografische Information der Deutschen Nationalbibliothek: Die Deutsche Nationalbibliothek verzeichnet diese Publikation in der Deutschen Nationalbibliografie; detaillierte bibliografische Daten sind im Internet über dnb.dnb.de abrufbar.

Die automatisierte Analyse des Werkes, um daraus Informationen insbesondere über Muster, Trends und Korrelationen gemäß §44b UrhG („Text und Data Mining") zu gewinnen, ist untersagt.
Herstellung und Verlag: BoD – Books on Demand, Norderstedt.

ISBN: 9783758382888

Inhaltsverzeichnis

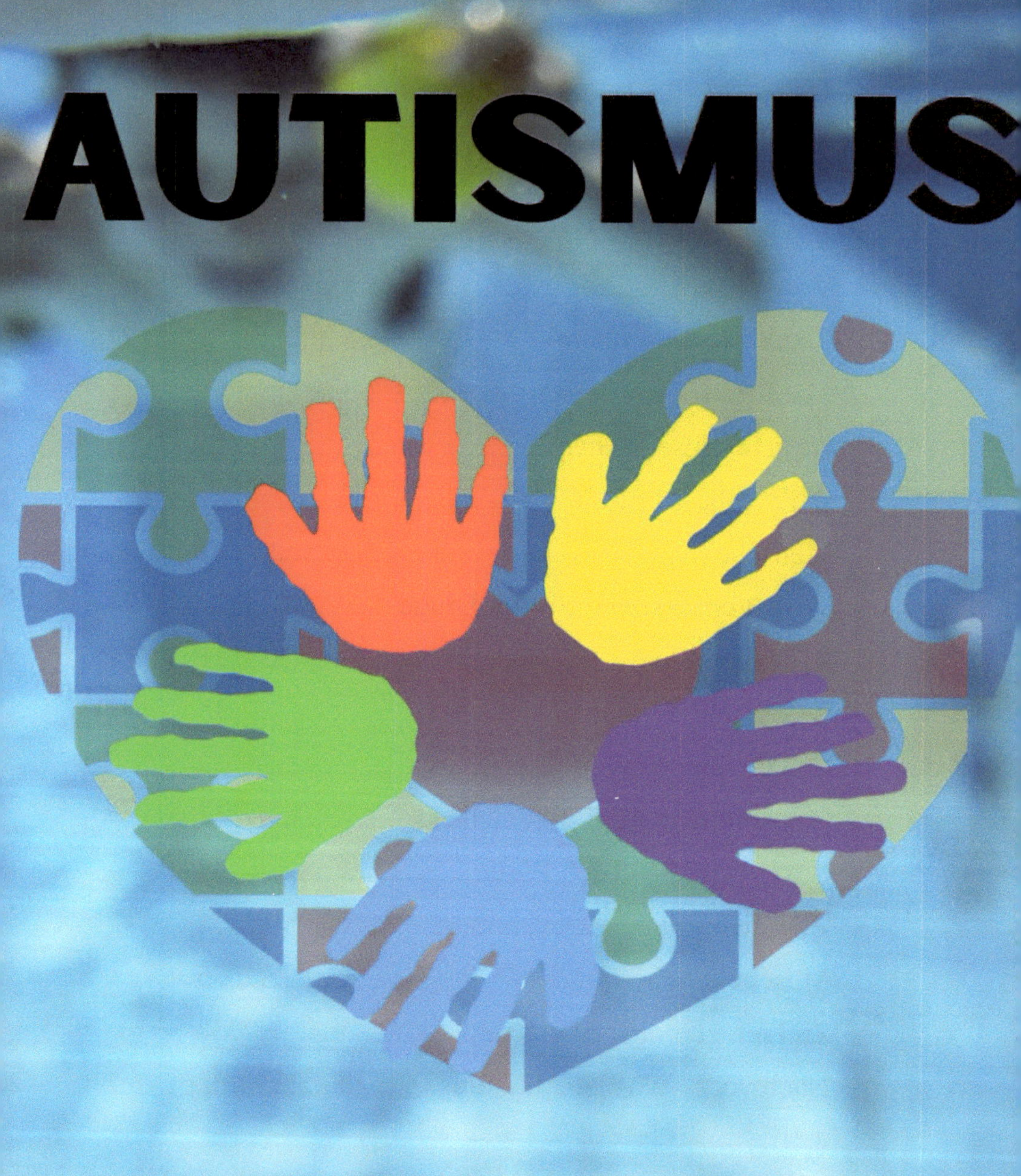
AUTISMUS
SPEKTRUMSTÖRUNG

Vorwort

Dieses Buch kommt aus der Tiefe meines Herzens. Nicht zuletzt entstand der Drang durch den vermissten Arian. Ich bete und hoffe, dass das Wunder geschieht und es Arian nach dem größten Abenteuer seines Lebens gut geht und seine Eltern wieder aufatmen und leben können. Aber dieser Fall hat mich so sehr mitgenommen, dass ich weinen musste... warum? Mein Sohn war 4 Jahre alt, als er sich anzog und einfach ging. Mein Mann hatte noch geschlafen und ich war auf Toilette. In nicht mal 10 Minuten war er schon über 2 Kilometer den Feldweg, der von unserem Haus wegführt, gelaufen. Die Panik war sofort wieder da.

Und dann waren es noch die Einschätzungen diverser 'Autismusexperten', die mich neben der Trauer auch wütend gemacht haben. Autismus ist ein Spektrum und doch wird es sehr oft sehr einseitig beleuchtet.

Kennt man einen Autisten, dann kennt man einen. Es sind ja auch Menschen, die sich voneinander unterscheiden und einzigartig sind. Ja, manche Dinge sind anders, als es die meisten von sich kennen, aber nicht jeder tickt automatisch gleich.

In diesem Buch geht es um die Welt aus Sicht eines autistischen Kindes. Natürlich ist Milan zum Großteil von meinem autistischen Sohn inspiriert, aber Milan ist nicht mein Sohn. Milan ist auch von den Jugendlichen, den Erwachsenen inspiriert, die ich aus dem Spektrum kennenlernen konnte. Und Milan soll zeigen, dass auch ein autistisches Kind in erster Linie Kind und Mensch ist. Es sind Beispiele, die zeigen sollen, dass die Welt für jeden seine eigene Logik hat, seine eigenen Herausforderungen bietet, seine schönen Momente hat und seine traurigen, schwierigen.

Es ist ein Buch, das die Normalität der Autismusspektrumstörung abbilden soll. Ein Buch, in dem sich vielleicht - hoffentlich - Betroffene wiederfinden.

Es ist ein Buch, dass es den anderen, neurotypischen Angehörigen ermöglichen soll die oft als anstrengend empfundenen Besonderheiten der Menschen aus dem Spektrum nachzuvollziehen. Vielleicht hilft es Erziehern, Lehrkräften, Therapeuten, Mitschülern oder Eltern nach Diagnosestellung.

Vielleicht hilft es, wenn Ratlosigkeit sich breit macht. Vielleicht macht es Mut. Ich hoffe, dass es zeigt, dass wir uns alle doch sehr ähnlich sind - ob nun neurotypisch oder neurodivergent - weil wir versuchen aus unserem Mikrokosmos heraus andere Kosmen zu verstehen. Etwas, dass uns manchmal gelingt und manchmal eben auch nicht.

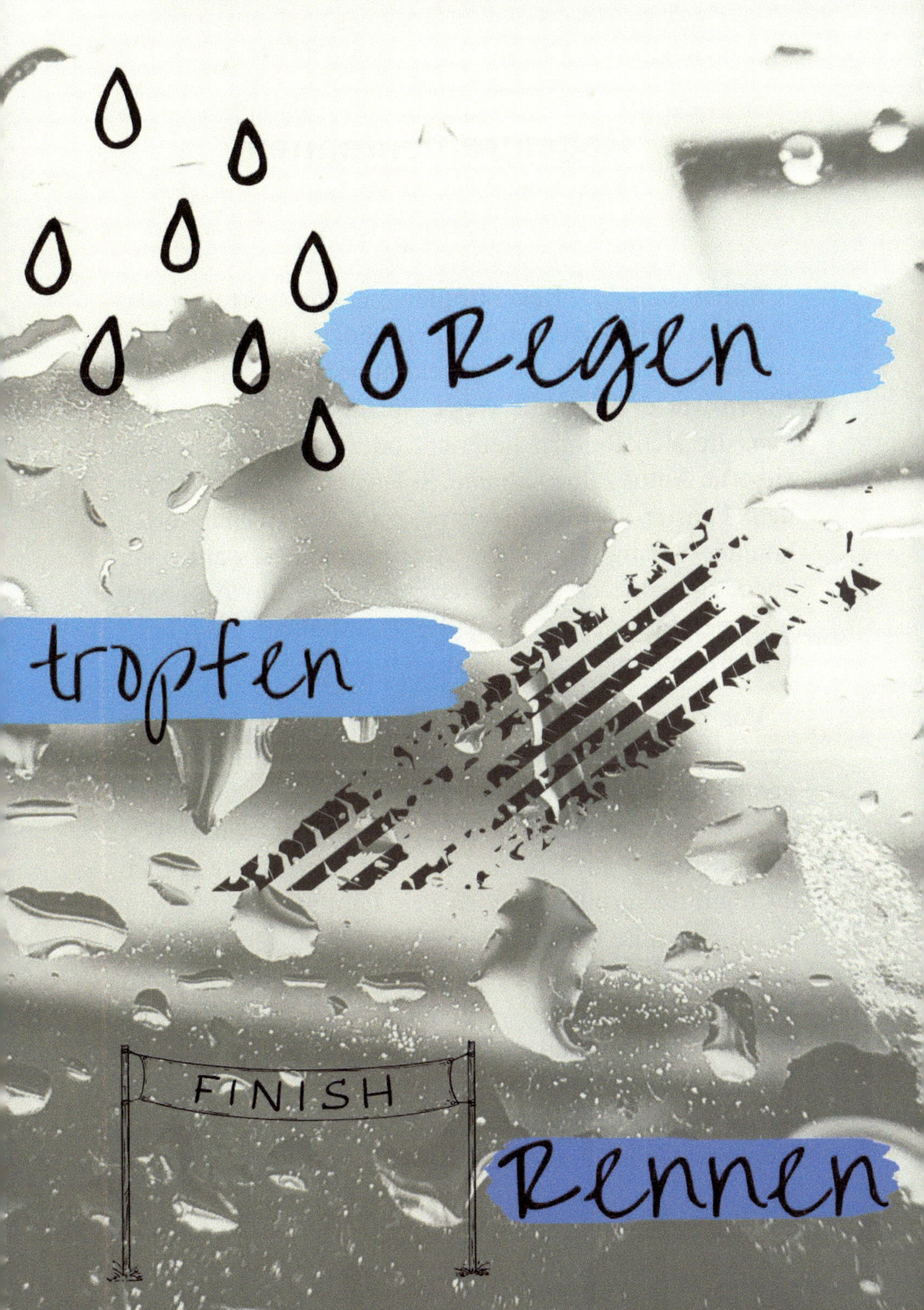
Regen
tropfen
FINISH
Rennen

Regentropfenrennen

Milan sah den Regentropfen zu und verfolgte das Rennen um den zweiten Platz, nachdem der erste schon vor einiger Zeit im Ziel angekommen war. Mit seinen Eltern war er gern unterwegs. Solange es Regentropfen gab, die sich Rennen lieferten, oder er blaue, rote und silberne Autos zählen konnte. Solang er mit der Hand aus dem Fenster auf der Landstraße auf dem Wind surfen konnte, solange war die Autofahrt interessant. Nur abends mochte er nicht Autofahren und die Autobahn war ziemlich nervig, weil die Autos dann zu schnell vorbeizogen und es laut im Auto war.

Vor allem war es das Ziel, dass Milan in Vorfreude versetzte. Es ging in den Urlaub. Das Schönste daran, war gar nicht, dass sie weit wegfuhren. Das schönste war, dass seine Eltern Zeit hatten und entspannt waren. Das war das Beste am Urlaub. Aber natürlich freute er sich auch auf den großen, flachen See, Pommes und Nuggets so oft er wollte und die Kellnerin vom letzten Jahr, von der er hoffte, sie wiederzusehen. Er freute sich auf Regentage, denn dann würden Mama und Papa mit ihm im Pool der Hausanlage spielen und planschen und er würde ganz viel tauchen. Vielleicht würde Mama sogar wieder so schöne Bilder von ihm unter Wasser machen. Es gab so viele Dinge, auf die er sich freute. Auch auf die

Brettspielabende, bei dem er, wie eigentlich immer, gewinnen würde und dann ganz schadenfroh ist. Er freute sich darauf, dass Mama endlich Zeit hatte an seiner Geschichte mit ihm weiterzuschreiben. Auf das Lesen üben freute er sich allerdings nicht. Das war einfach nur anstrengend und vor allem nervig. Alle anderen Kinder übten weniger und konnten besser lesen als er. Und schneller rechnen. Und schreiben. Er war langsam. Bei dem Gedanken daran wurde er wütend.

Doch dann dachte er daran, dass es seine ersten Sommerferien waren und er sich die nicht von der Schule vermiesen lassen wollte. Seit dem letzten Mal am Balaton hatte sich einiges verändert. Die Matheaufgaben wurden immer schwieriger und in Deutsch kannte er jetzt alle Buchstaben in Druck- und Schreibschrift. Die blöde Schreibschrift. Eine Schrift zum schnellen Schreiben, hieß es. Aber wenn es ordentlich aussehen soll, braucht er so viel länger als für die Buchstaben, die aussahen, wie die gedruckten im Buch. Die zweite Klasse kann eigentlich ja nur besser werden und dann wäre er auch sicherlich nicht mehr der Langsamste, dachte er, während sich das Rennen um den zweiten Platz entschieden hatte. Doch die nächsten Regentropfen waren schon gestartet, diesmal sogar mit sieben Gegnern.

Immer wieder dachte Milan nicht nur an die Fahrt in den Urlaub, sondern seine Erlebnisse im ersten Schuljahr...

Kopf-Bauchschmerzen

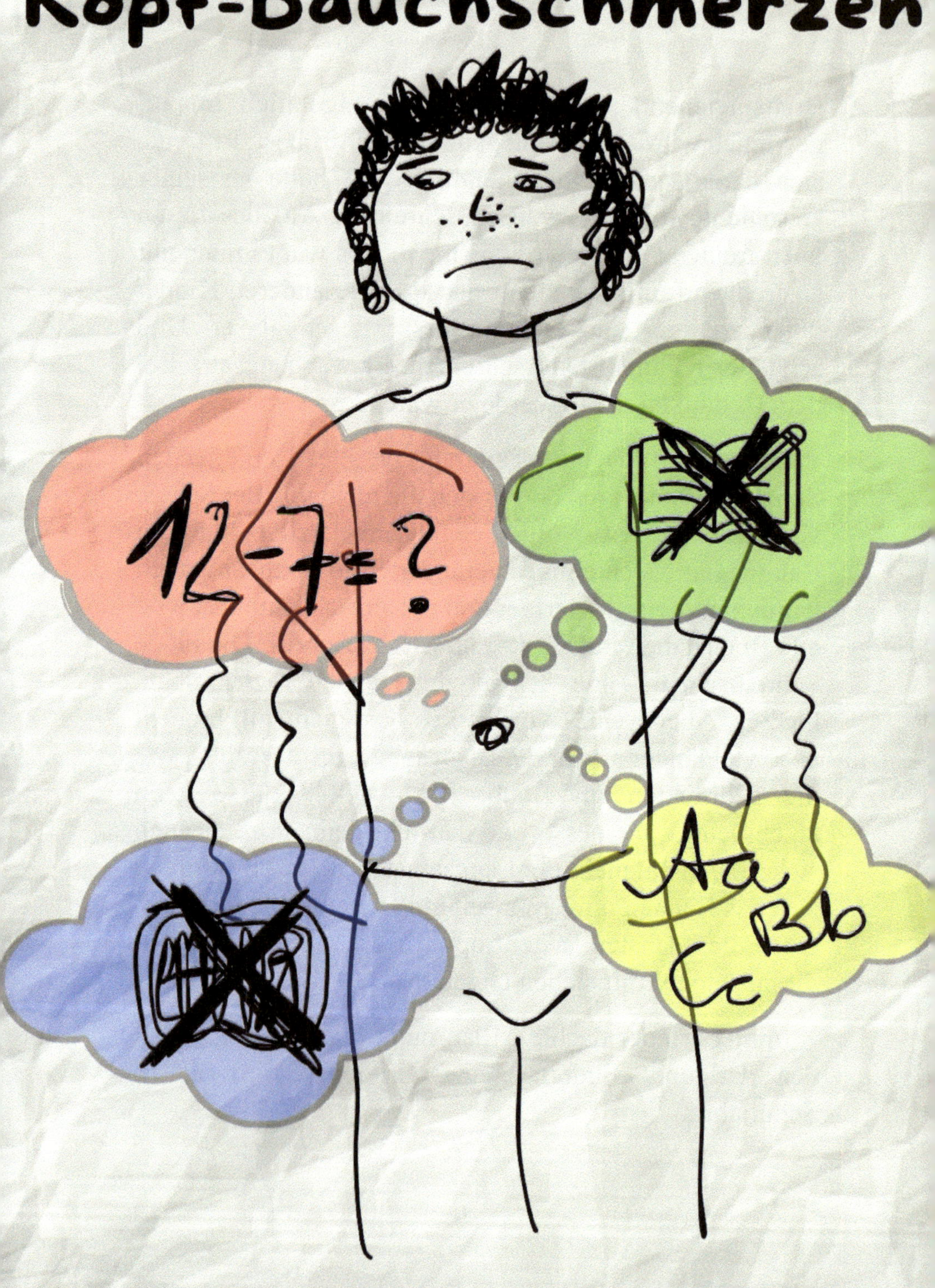

Kopf-Bauchschmerzen

Milan weinte bitterlich. So stark, dass das Weinen seinen Körper schüttelte. Und er schluchzte. Es lief gleichzeitig aus den Augen und der Nase. Ohnehin war alles immer schon anstrengend genug, wenn er auf die Anstrengung optimal vorbereitet war. Jetzt - ohne seine Federmappe und sein Hausaufgabenheft - war es unerträglich. Noch unerträglicher war nur, dass ihn niemand verstand.

"Ist doch nicht so schlimm", "Wir leihen dir unsere Stifte", "Kann doch mal passieren", meinten seine Mitschüler.

Sie verstanden es nicht. Dass er immer alles bereitliegen hatte, die Stifte immer an ein und derselben Stelle waren, dass seine Mama das Hausaufgabenheft vorgetragen hatte - das und ein immer gleich eingeräumter Ranzen waren seine Sicherheiten. Und die war heute zerstört. Er wusste nicht, worauf der seinen Blick richten sollte, nicht worüber er mit den Fingern fahren sollte. Das war zu viel. Da er sich nicht beruhigte, wurde er ins Krankenzimmer gesteckt. Milan hielt sich seinen Bauch. Seit er das Fehlen seiner wichtigsten Schulmaterialien bemerkt hatte, tat der furchtbar weh.

"Wir rufen jetzt deine Eltern an, dann wirst du bald abgeholt", sagte die Frau, die meistens aus dem Zimmer neben der Schuleingangstüre 'Guten Morgen' sagte und die viel telefonierte.

Milan legte sich völlig fertig auf die Liege, die Tränen waren am Trocknen, doch das Schluchzen und Schütteln überkam ihm immer noch im Sekundentakt. Warum verstanden ihn die anderen Kinder nicht? Seine Augen brannten und daneben schmerzte sein Bauch. Seine Mitschüler konnte er über den Gang noch hören. Sekunden vergingen wie Minuten und Minuten wie Stunden. Er hielt es kaum noch aus.

"Ich habe gehört du hast Bauchschmerzen?" - MAMA! Und Milan hatte sein Bauchweh in dem Moment vergessen, als er seine Mama gesehen hatte. "Oh weh, du hast heute ganz schön geweint, oder?". Mama erkannte so etwas. Milan erkannte sowas nicht, nicht nachdem es vorbei war.

"Er hatte heute keine Federmappe und Hausaufgabenheft dabei und dann war der Tag gelaufen und seither klagt er über Bauchschmerzen", sagte die strenge Frau von der Schuleingangsfeier, die da so lange gesprochen hatte, obwohl es so heiß gewesen war. Milan und Mama gingen zum Auto.

"Sag mal: hattest du wirklich Bauchschmerzen?" Milan überlegte. Ja, sein Bauch hatte schrecklich weh

getan. Er nickte. "Und wurden die besser, als ich da war?"
Milan überlegte erneut und nickte eifrig.

"Weißt du Milan, es gibt Bauchschmerzen, die
kommen tatsächlich vom Bauch, weil man was
Schlechtes, zu viel oder zu wenig gegessen hat. Und dann
gibt es Bauchschmerzen, die kommen gar nicht wirklich
vom Bauch, sondern vom Kopf" Milan dachte nach...
Bauchschmerzen vom Kopf? "Wenn man Sorgen hat
oder Ängste oder sich zum Beispiel unwohl fühlt, weil
man seine Federmappe und Hausaufgabenheft vergessen
hat" Milan begann zu verstehen - dann hatte er heute
Kopf-Bauchschmerzen gehabt.

Gesichterlesenlernen

Milan versuchte immer in den Gesichtern der Kinder über deren Worte hinaus zu lesen. Aber es blieb oft beim Versuch.

Mit einem Mädchen hatte er in der Pause Zombie gespielt - also er war der Zombie und sie der Mensch, den er fressen wollte und der deshalb wegrennen musste. Und gerade als Milan dachte, dass das Spiel so richtig gut läuft, hatte das Mädchen angefangen zu weinen. Milan wusste nicht warum. Er hatte sich doch so viel Mühe gegeben den Zombie überzeugend zu spielen.

"Hast du Kopf-Bauchschmerzen?", hatte Milan das Mädchen gefragt, aber keine Antwort bekommen.

Viele Situationen waren so verwirrend für ihn. Milan mochte Katzen und Hund und am meisten liebte er Spinnen, doch er hasste Bauernhoftiere. Als Max, der zugelaufene Kater, schwanzwedelnd auf Milan zukam, freute er sich. er hatte beim Hund der Großeltern gelernt, dass das Freude bedeutet. Doch warum biss Max ihm dann in die Hand, als er ihn streicheln wollte? Und warum zerrte Mama ihn vor dem Hund mit dem strahlenden Lächeln weg? Er gab sich so viel Mühe alles zu lernen, was andere anscheinend nicht mal lernen mussten. Aber es gab so viele Regeln, dass ihm schon oft gegen Mittag der Kopf so überfüllt erschien. Milan fragte sich manchmal, warum er im Hort nicht schlafen durfte. Im Kindergarten hatte er das gehasst, aber da war es auch längst nicht so anstrengend wie in der Schule gewesen. Und manche Regeln kamen ihm auch merkwürdig vor. Irgendwie falsch. Aber warum sollte ein Viertklässler falsche Regeln sagen? Einmal hatten ihn zwei Viertklässler in der Hofpause geschlagen.

"Warum?", hatte er die Jungen gefragt, denn er wollte so etwas gern wissen, was er falsch gemacht hatte - weshalb er geschlagen wurde.

"Dein T-Shirt ist hässlich!", hatte der eine gesagt und der andere hatte genickt. Als er dann Gustav gehauen hatte, weil auf seinem T-Shirt so eine blöde Bauernhof-Kuh war, wurde er von den Erzieherinnen ausgeschimpft. Auch darüber, dass er sich in der Hofpause keine Hilfe geholt hatte. Aber Emil hatte gesagt, dass alles im Hinterhof ohne Erzieherinnen geregelt wird.

Milan war oft am Verzweifeln, doch einige Dinge entspannten ihn. Zum Beispiel Kratzen auf der Haut, sich in die Hand zu beißen, an irgendwelchen Bändern und Stricken zu spielen, zu summen, zu hüpfen und die Arme in wilden Kreisen schnell durch die Luft zu bewegen, oder über seine Stifte zu fahren oder seine Mitschüler zu umarmen, oder Katja - seine Schulbegleiterin. Wenn sie da war, war es leichter. Aber leider blieb sie nur bis zum Ende der letzten Unterrichtsstunde. Und so musste Milan alleine versuchen die 'richtigen' Regeln von den 'falschen' zu unterscheiden, sich Gesichtsausdrücke merken und Verhalten der anderen Kinder und Erwachsene deuten. Doch zu all diesen komplizierten Dingen, gab es kein Unterrichtsfach und kein Arbeitsheft oder Lehrbuch - das machte alles so schwer.

Zum Glück konnte er jeden Morgen dafür Kraft tanken mit seiner Mama, wenn sie nach dem Anziehen und Essen nochmal kuschelten.

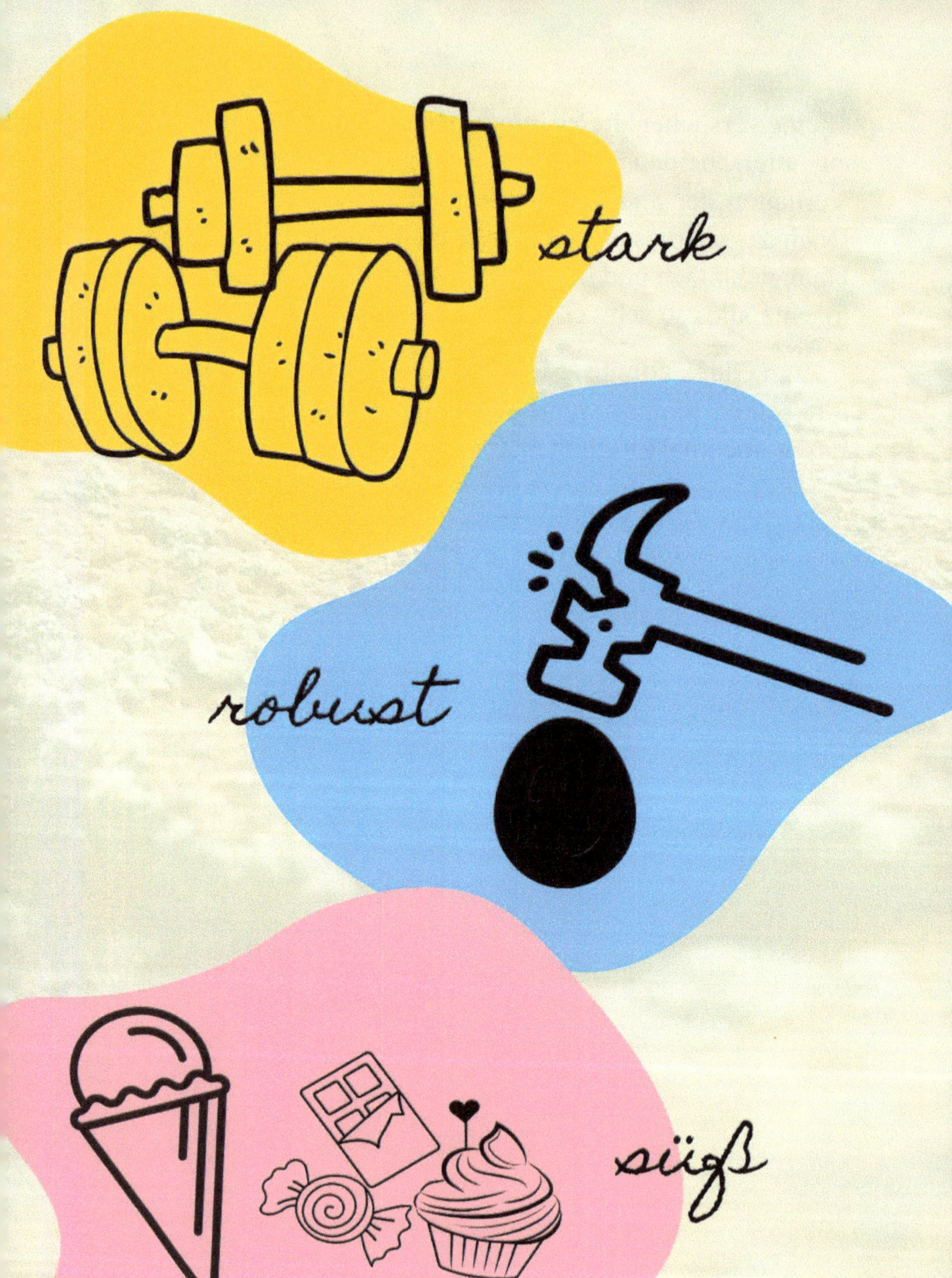

stark
robust
süß

stark, robust und süß?

Da Milan Schwierigkeiten hatte zu erkennen, wer es gut mit ihm meinte und wer nicht, wurde er oft geärgert. Und da er sich unsicher war, wann es in Ordnung wäre zurückzuschlagen, lernte er ganz viel einzustecken. Dafür hatte er sich vorgenommen 'robuster' zu werden. Das heißt, es sollte ihm weniger Schmerzen bereiten geschubst, getreten und geschlagen zu werden. Um die Robustheit zu trainieren, legte er sich seine Gewichte und die seines Papas auf einen unförmigen Haufen, anschließend legte er sich abwechselnd mit der linken und rechte Seite, seinem Bauch und seinem Rücken darauf. Das war so richtig unbequem und tat weh, aber nach ein paar Wochen dieses Rituals tat es ihm viel weniger weh.

Bei Milan war es mit den Schmerzen ohnehin wieder anders als bei anderen. Manchmal spürte er gar nichts. Sein ganzer Körper war stets von blauen Flecken überzogen und er hatte keine Ahnung woher sie kamen. Aber manchmal spürte er zu viel. Dann tat die kleinste Berührung weh. Er hoffte, robuster und stärker zu werden, würde ihn generell weniger Schmerzen spüren lassen. Er wollte nämlich auch stark sein. Stark wie sein Papa, der etliche Tonnen Pflastersteine, Sand und Zement bewegen konnte. Und er hatte gelernt, dass im

Zusammenhang mit Jungs und Männern immer auch von Stärke gesprochen wird. Also nahm er sich vor robust und stark zu werden. Wenn er den Haufen zum Training des Robustwerdens auflöste, trainierte er also noch mit den Gewichten. Und tatsächlich fühlte er sich immer stärker und robuster. Stolz posaunte er das in die Welt und an jeden - ob es ihn interessierte oder nicht. Er war stark und robust.

Die Mädchen in seiner Klasse, eigentlich an seiner gesamten Schule, die waren süß. Sie konnten Kleidchen tragen oder Hosen, sie trugen Turnschuhe und Glitzerschuhe. Milan war manchmal richtig eifersüchtig darauf. Aber Mädchen waren süß und Jungs waren stark. Manchmal wollte Milan auch rosa T-Shirts tragen, aber dafür würde er am Ende doch nur gehauen werden. Und auch wenn Mama sagte: "Farben sind für Menschen da, nicht für Geschlechter", sah das seine Oma anders. Sie wollte ihm kein rosarotes T-Shirt kaufen. Dabei war rosa eine seiner Lieblingsfarben. Kirby war nämlich auch rosa. Aber als Junge hatte er stark zu sein, nicht süß ..., oder?

"Ich bin super stark und robust", erzählte er Oma und Opa beim Spazierengehen mit dem großen Hund, dessen Leine er stolz trug.

"Das stimmt", hatte Oma gesagt, während Opa gelacht hatte.

"Die Mädchen sind süß", führte Milan fort.

"Nicht nur Mädchen können süß sein - du bist auch ein Süßer!", hatte Oma gesagt.

Milan strahlte bis über beide Ohren.

"Dann bin ich stark, robust und süß!", vertönte er im Zusammenhang mit einer Pose, wo er seine starken Arme und sein süßes Gesicht in Szene setzte. Oma und Opa haben gelacht und selbst Onno, der Hund, wedelte mit dem Schwanz. Vielleicht konnte er also doch rosarote T-Shirts tragen und Glitzerschuhe.

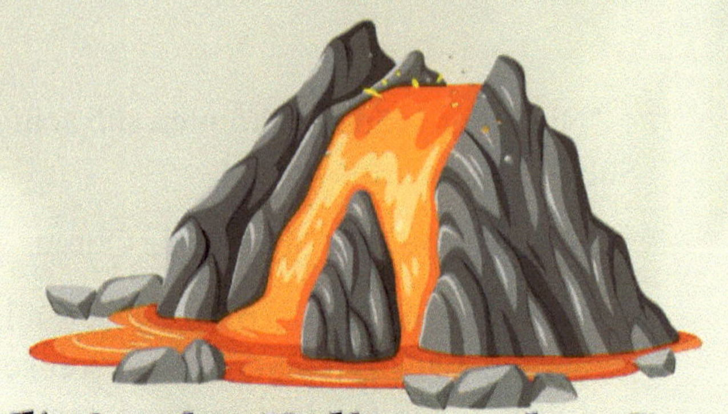

fließender Vulkan – ohne Druck

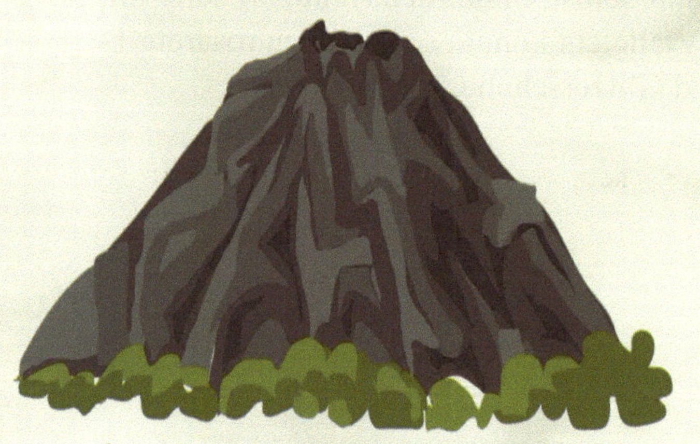

'schlafender' Vulkan

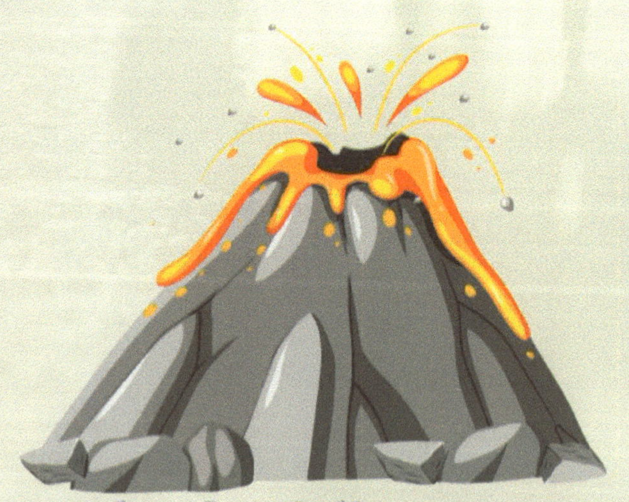

lavaspuckender Vulkan unter Druck

Menschen wie Vulkane

"Warum spucken nicht alle Vulkane gleich hoch? Das feste Gestein der Erdkruste drückt von oben auf das Magma. Dieser enorme Druck hält Gase im Magma fest. Erst wenn Magma langsam aufsteigt, können sich kleine Gasblasen bilden. Diese machen das Magma leichter und richtig schnell. Am einfachsten kann es meist durch den Schlot entweichen. Beim explosiven Vulkan ist der Ausbruch laut und heftig. Andere Vulkane stehen unter weniger Druck. Ihr Ausbruch ist ruhig. Die Lava fließt einfach heraus [...]" (aus: Wieso, weshalb, warum - Erstleser: Vulkane. Ravensburg: Ravensburger Verlag GmbH).

Milan liebte es, wenn ihm seine Mama vorlas. Eigentlich sollte er nun langsam selbst mehr lesen, aber das war so anstrengend. Milan liebte alles über Vulkane, das Weltall und Spinnen. Und er hatte eigentlich alle Bücher dazu schon vorgelesen bekommen, ausgeliehen oder geschenkt bekommen. Und er liebte die Kurzgesagt-Videos, wo Menschen wie Vögel aussahen und schaute sie auch schon mal auf Englisch, auch wenn er dann nichts verstand. Seine Eltern liebten das wohl nicht so sehr wie er und versuchten ihn auch für neue Themen und Dinge zu begeistern, sodass er ab und an andere Videos und Geschichten über sich ergehen lassen musste. Dann träumte er einfach. Doch manchmal, wenn auch ganz selten, kam es vor, dass er dann die neue Geschichte wieder und wieder hören wollte.

Der nächste Tag in der Klasse war anstrengend. Emilia weinte die ganze Zeit - sie war traurig, weil ihre Katze am Wochenende überfahren worden war. Und Alina war heute ganz anders als sonst. Ganz ruhig. Und auch sonst war heute manches anders als sonst. Frau Wendemeyer war nicht da und ausgerechnet die Mathelehrerin unterrichte Deutsch. In so einem Chaos hatte er öfter als sonst das Gefühl sich kratzen, hüpfen und summen zu müssen. Aber das Hüpfen durfte er nicht im Unterricht, ebenso musste er das Summen lassen und vom vielen Kratzen, war sein Unterarm schon ganz blutig und machte hässliche Flecken in sein Deutschbuch. Als dann in der kleinen Pause Alina plötzlich laut schreiend auf und ab hüpfte und Emilia noch herzzerreißender weinte, war es alles zu viel.

Milan warf sich auf den Boden und hielt sich die Ohren zu, aber der Druck stieg nur noch weiter und immer weiter an. Während er dem Drang nicht mehr widerstehen konnte selbst zu schreien und auf dem Boden kreisend um sich zu schlagen, bis er endlich etwas spürte, musste er an das Buch über Vulkane denken.

Der Gedanke war auch nach seinem Wut-Vulkanausbruch noch da und Milan dachte, dass Menschen auch ein wenig wie Vulkane sind.

Manchen fiel es nicht schwer ihr Innerstes, das Magma, nach draußen zu lassen - so wie Emilia, die lauthals über ihr totes Mietzchen weinte und bei manchen staute sich alles an, bis der Druck zu hoch war und dann gab es eine Explosion. So wie bei Alina und ihm.

Alle Augen waren noch auf ihn gerichtet. Als er aufstand, sagte er: "Tut mir leid, Leute, der Druck war zu hoch - ich musste ausbrechen". Danach ging er zu seinem Platz und wartete darauf, dass der Unterricht weiterging.

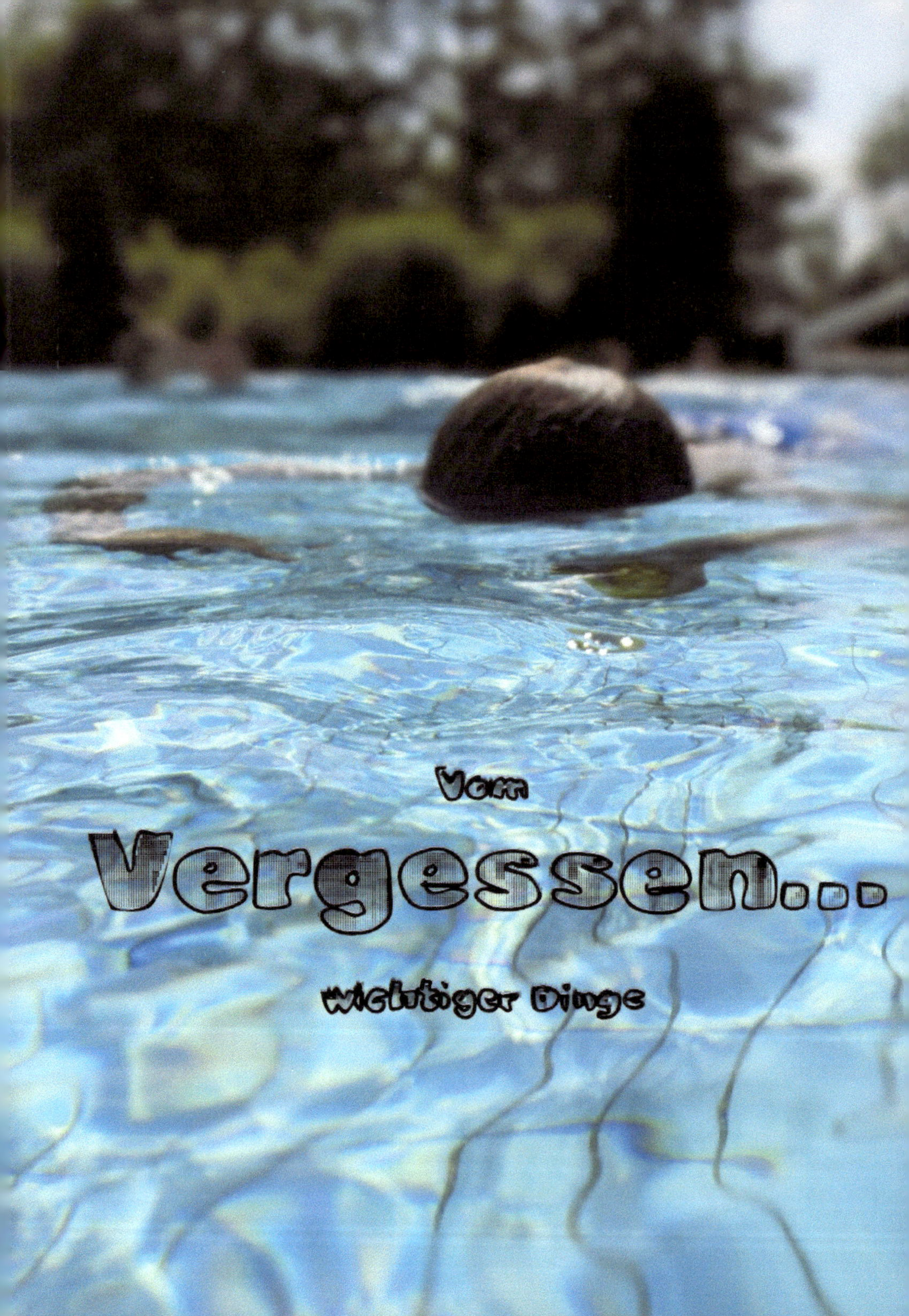
Vom
Vergessen...
wichtiger Dinge

Vom Vergessen wichtiger Dinge

Mama hatte ihm schon oft erklärt, warum es ihr so eine Angst einjagte, wenn er ohne Furcht ins tiefe Wasser sprang. Milan hatte es zwar inhaltlich verstanden, aber mehr auch nicht. Nachvollziehen konnte er seine Mama nicht. Er verstand nicht, warum seine Mama ihm nicht vertraute. Er erkannte Gefahren. Zum Beispiel, als er bei der alten Ergotherapeutin auf das Treppengeländer gestiegen war, um abzuschätzen, wie gefährlich es wäre, wenn dort jemand herunterstürzen würde. Und es ging dort tatsächlich sehr weit nach unten. Da sollte man besser keine kleinen Kinder unbeaufsichtigt lassen. Mama und die Therapeutin hatten gedacht, dass er eines dieser kleinen Kinder war, denn sie hatten ihn von unten gesehen und sich mit ihren Händen die offenen Münder zugehalten.

"Runter da!", hatte Mama geschimpft. "Wenn man hier herunterfällt, könnte man tot sein", hatte Milan noch seine Einschätzung abgegeben und war der Aufforderung seiner Mama gefolgt. Auch beim Baden machte sie sich immer solche Sorgen, dabei konnte Milan schon so gut tauchen und schwimmen. Es stimmte zwar, dass die Arme manchmal schon recht schwer wurden oder es ihm etwas schwindelig unter Wasser wurde, als er bis zum anderen Beckenrand durchhalten wollte, aber er hatte doch stets alles im Griff. Oder?

Milan saß gerade im Auto. Sie waren unterwegs ins Schwimmbad. Er liebte das Wasser. So wie unter der Wasseroberfläche, so muss es im Weltall sein, dachte sich Milan jedes Mal. Und weil er den Weltraum liebte, liebte er natürlich auch das Wasser! Aber tatsächlich musste er heute darüber nachdenken, wie sein Papa ihm gestern am T-Shirt gepackt und von der Straße gezerrt hatte. Da drüben im Gras hatte er eine Maus gesehen und wollte ihr schnell hinterher. Er wollte gucken, ob die genauso süß war, wie seine Ratten zu Hause. Und eigentlich kannte er alle Verkehrsregeln - regelmäßig wies er seine Eltern auf ihre Fehler beim Fahren hin.

"Du musst mit allen vier Rädern zum Stehen kommen, sonst ist es kein richtiger Stopp", musste er zum Beispiel jetzt seinen Papa ermahnen. Und dann auch noch: "Hier sind aber nur 70! Du fährst 23 zu schnell!".

Aber als er die Maus gesehen hatte, hatte er das Schauen vergessen ... Milan wurde nervös. Denn ihm fiel ein, dass ihm so etwas öfter passiert. Er weiß etwas eigentlich ganz genau, aber hat es doch in dem einen, entscheidenden Moment vergessen. Aber er war doch stark, robust, süß, ein guter Schwimmer und noch besserer Taucher. Wie könnte das Wasser für ihn gefährlich werden?

"Aber in das Strudelbecken nur mit deinen Schwimmringen!", forderte Mama in dem Moment als sie bereits eine halbe Stunde im Schwimmbad gewesen waren und er seiner Mama doch die ganze Zeit gezeigt hatte, wie gut er schon schwimmen konnte. "Du weißt, weshalb Mama sich Sorgen macht?", fragte sie ihn. Er nickte, aber eigentlich hatte er es schon wieder vergessen, aber seine Mama würde es ohnehin wiederholen. "Weil schon mal ein Kind direkt neben uns ertrunken ist", hatte seine Mama geantwortet. Das klingt wirklich schlimm, dachte Milan und zog sich der Mama zuliebe die Schwimmflügel an.

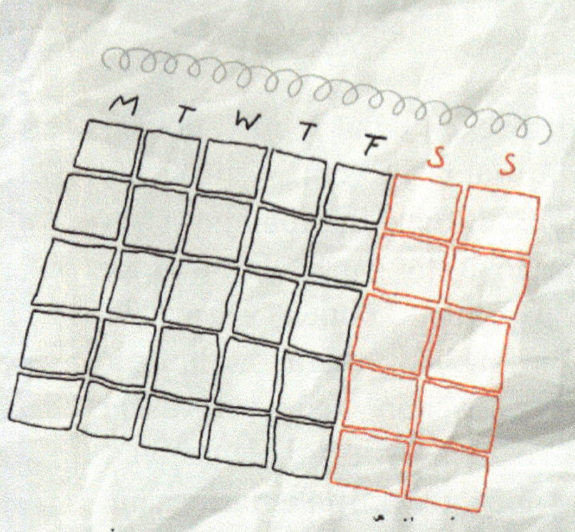

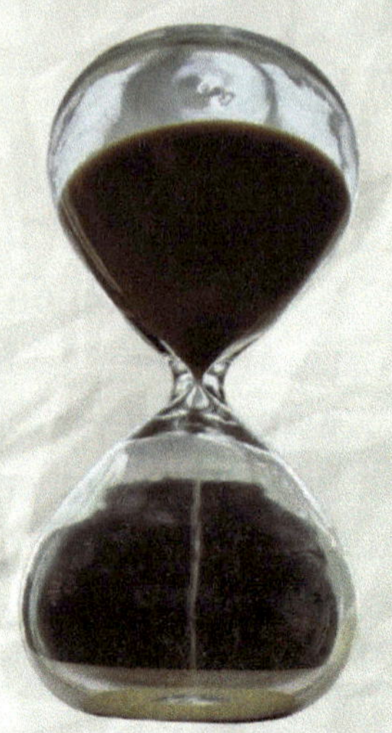

ZEITEMPFINDEN

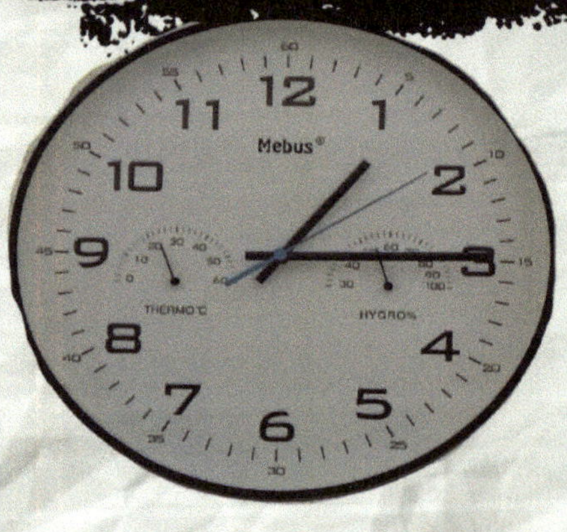

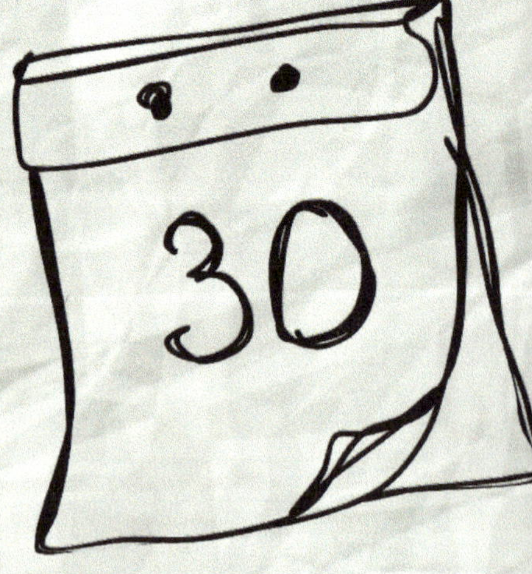

Zeitempfinden

Milan war gerade aufgewacht. Es war wohl kein Schultag, denn die Sonne stand schon hoch und der Wecker hatte nicht geklingelt. Er und seine Eltern liebten es, wenn Wochenende war. Sie alle liebten das Ausschlafen. Seine Eltern schliefen auch noch. Manchmal wunderte er sich, warum sie so viel Schlaf brauchten.

"Schlaf ist wichtig für die Entwicklung, für dein Gehirn", das hatte er schon oft gehört. Aber es zählte zu den Dingen, die er nicht verstand. Man war schließlich erst müde, wenn man innerhalb von 30 Minuten dreimal Gähnen musste und das passierte ihm sehr selten. Wenn man nicht müde ist, kann man eben nicht schlafen.

Milan zog sich an - am Wochenende hatte er sogar Spaß daran, sich seine Sachen auszusuchen und sich anzuziehen. Doch wenn Schultag war, war alles eng getaktet und dann genoss er es auch mit seinen sieben Jahren noch von Mama angezogen zu werden. Das war eines dieser Rituale, die wichtig für ihn waren. Das Beste am Wochenende war, dass wenn er eher wach war als seine Eltern, dann durfte er noch etwas an seiner Switch spielen. Kirby der dritte Teil war schon eingelegt und er begann zu spielen. Es machte so einen Spaß.

Nach einer Weile stand sein Papa in der Tür: "Milan! Du sollst doch leise machen!", schimpfte der.

Milan merkte plötzlich, dass er beim Spielen auf und ab gehüpft war und lauthals lachte - aber diese Stelle war einfach zu lustig. Er nickte und Papa machte die Tür wieder zu. Doch dann stand Mama in der Tür und sagte so ziemlich dasselbe wie Papa vorher, nur dass sie ziemlich laut war. Milan war traurig, dass er schon ausmachen musste. Beim Spielen verging die Zeit ohnehin immer viel zu schnell. Er hatte gerade erst für wenige Minuten gespielt, da meinten schon Mama oder Papa, dass die Stunde rum wäre ... Die Kirbyspiele liebte er am meisten. Er mochte die rosarote Kugel, die durch das Einsaugen seiner Gegner die Fähigkeiten von denen übernehmen konnte. Er liebte Kirby so sehr, dass er mit seiner Mama begonnen hatte eine eigene Kirbygeschichte zu schreiben. Teil eins war sogar schon fertig. In Kirbys Welt gab es auch viele Kämpfe, aber hinter den Gegnern versteckten sich oft Freunde. Wenn man ihnen ein Herz oder Kuss gab, waren sie wieder lieb und Freunde. Er wünschte sich, dass das in der echten Welt auch so wäre. Dass auch die großen Kinder in der Schule, die ihn so oft schlugen, eigentlich Freunde waren. Aber die ließen sich nicht umarmen und erst recht nicht küssen.

Manchmal wenn Milan nicht machen konnte, was er wollte, träumte er mit offenen Augen davon in Kirbys Welt zu sein. Spielte Level in seinem Kopf und die

Geschichten aus dem ersten Teil der Geschichtensammlung nach. Aber immer wieder stellte er fest, dass die Zeit dabei einfach nicht verging. Er dachte, dass er bestimmt schon eine Stunde geträumt hatte, dabei waren gerade einmal sieben oder acht Minuten vergangen. Das mit der Zeit war auch etwas, was er nicht verstand. Ebenso wenig wie Wochentage, Minuten und Stunden, Tage, Monate, Jahre. Inhaltlich konnte er das ordnen, aber praktisch wusste er nie welcher Wochentag war. Er kannte die Uhr, aber da die Zeit so ungleich verging, war ihm Uhrzeit ein Rätsel.

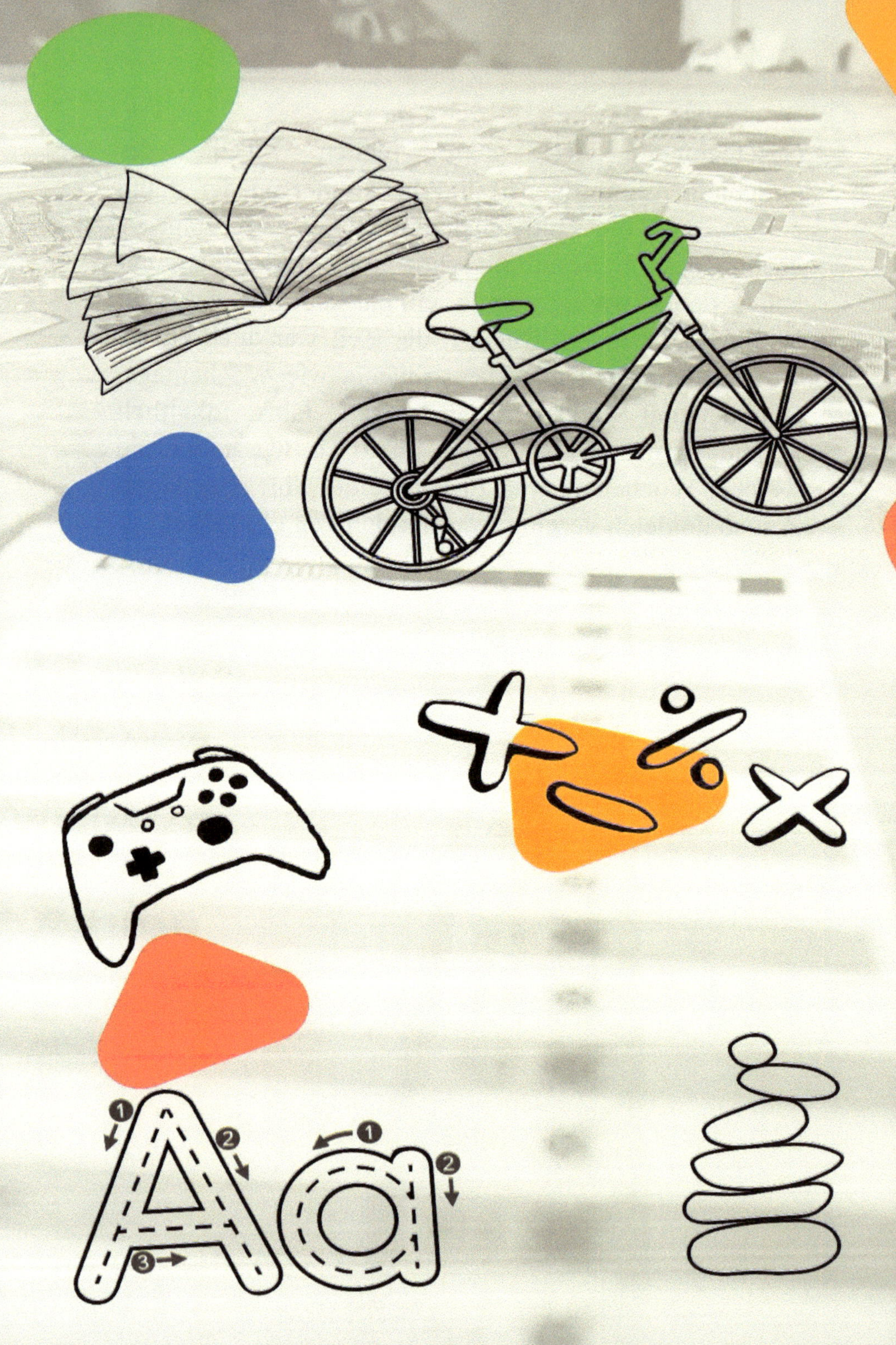

Sollen und Wollen

Milan sollte Fahrrad fahren lernen. Aber hinfallen wollte er nicht. Und er wusste, dass er fallen würde. Denn auch wenn er bei jeder Gelegenheit das Balancieren übte, zog es ihn immer zu einer Seite. Beim Fahrradfahren war das auch so.

Milan hasste es, wenn er etwas nicht konnte. Denn er wollte immer alles richtig machen. In Mathe hatte er deshalb die Fehler seit den Osterferien gezählt, die er gemacht hatte, bis es ihm seine Mama verboten hatte.

"Zähl doch auch mal, was du schon alles richtig gemacht hast!", meinte sie.

So hatte er bei 36 aufgehört zu zählen. Wenn Milan etwas nicht konnte, machte ihn das traurig und dann wütend. Und er verglich sich mit Anderen. Die anderen Kinder waren immer schneller als er und besser ... in allem. Damit er sich nicht vergleichen musste, damit er nicht noch trauriger und wütender werden musste, versuchte er es ganz oft nicht einmal. Dann war 7 plus 9 schon mal 3, obwohl das natürlich Quatsch war - es war natürlich 16! Und so war es auch beim Fahrradfahren. Er ließ sich absichtlich zur Seite fallen. Immer und immer wieder, bis Mama und Papa ihre Geduld mit seinen Versuchen verloren hätten.

Aber Milans Eltern kannten ihn ziemlich gut. Sie wussten, dass er etwas, was ihm schwerfiel, nur lernen würde, wenn er es wirklich wollte. Also zeigten sie ihm seit Wochen beim Autofahren und Spazierengehen andere Kinder, die Fahrrad fahren konnten und Mama zeigte ihm ein Video, wo SuperMario auf einem Fahrrad durch das Level fuhr. Papa malte einen Kirby, der ein Fahrrad einsaugte und selbst zum Fahrrad wurde. Das sah ziemlich albern aus, weil Papa gar nicht gut malen konnte.

Aber als er Emil, den Idioten aus seiner Schule, auf dem Fahrrad sah und der zu ihm rief: "Behinderte wie du können das nicht!", da wollte er es ihm unbedingt zeigen. Wenn der, der so blöd war, ihn immer zu ärgern, das konnte, dann wollte er es auch können. Er war besser als dieser Idiot. Milan stieg aufs Fahrrad und tippelte mit den Füßen, um Anlauf zu holen. Wieder kippte er nach links und fiel nach ein paar Metern auf die Seite, aber für Schmerzen hatte er keine Zeit.

"Papa, gib mir Schwung!", forderte Milan. Papa lief eine Weile hinter Milan und drückte ihn nach vorn.

"TRETEN!", rief seine Mama ihm nach. Und Milan trat in die Pedalen und er lenkte nach rechts und schaffte es Balance zu halten, bis er einige hundert Meter weiter ins Gebüsch steuerte.

Doch Milan grinste: Was er wirklich schaffen wollte, schaffte er. Er gab nicht auf und trug die Schürfwunden voller Stolz in der Schule. In der Hofpause nahm er ein Fahrrad und zog seine Kreise um den Idioten. Der staunte nicht schlecht und die Erzieherinnen klatschten in die Hände, als er vorbeifuhr. Denn er war vielleicht dieses 'behinderte' Kind, aber er war vor allem stark, robust, süß, ein guter Schwimmer und noch besserer Taucher und jetzt auch Radfahrer.

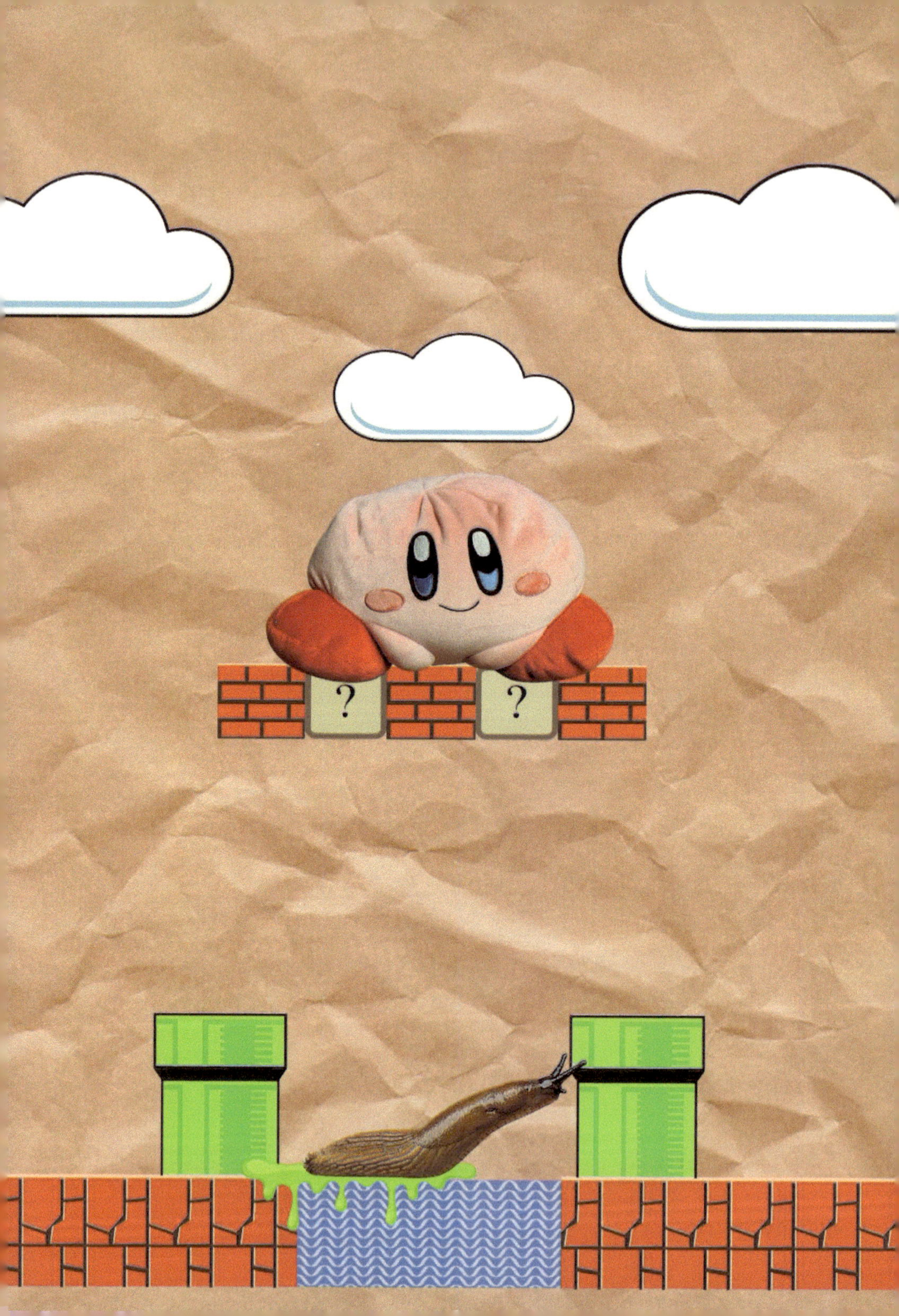

Fragen über Fragen

Als andere Kinder nach dem Warum fragten, hatte er das nicht getan. Milan hatte lange Zeit alles hingenommen. Jetzt war er sieben Jahre alt und stellte Fragen. So viele Fragen. Vielleicht weil er erst jetzt wusste, was er wirklich wissen wollte. Und er wollte verschiedene Dinge wissen. Manche waren für seine Eltern komisch, brachten sie zum Lachen, manche machten ihnen Sorgen und manche taten ihnen weh. Das hatten sie ihm gesagt.

"Was passiert bei einer Supernova?"

"Wofür sind Nacktschnecken gut?"

"Wie kann man Bomben herstellen?"

"Warum müssen wir sterben?"

"Warum habe ich keine Freunde?"

"Kann ich auch süß sein?"

"Was sind schlechte Eltern?"

"Lebe ich nach der Schule noch?"

"Was passiert, wenn die Menschen aussterben?"

"Kann ich die Spinne behalten?"

Was anders war, als bei anderen Kindern, war, dass sie nach einer Frage oft fragten 'Warum'. Das tat Milan nicht. Er überlegte über die Antwort und schaute, was er dann für neue Fragen dazu hatte. Aber das dauerte schon mal. Milan wollte zu allen Fragen, die er stellte, sofort eine Antwort. Er hatte wenig Verständnis dafür, dass die Erwachsenen nicht immer alles wussten und er war frustriert, wenn er die Antworten nicht verstand und wenn sie gleich so viele andere Fragen in ihm auslösten.

Wenn es still um ihn wurde, war es besonders laut in seinem Kopf. Vielleicht schlief er deshalb später ein, als anscheinend alle anderen Kinder, die so alt waren wie er. Und deshalb stellte er die Fragen gerne dann, wenn Mama und Papa ihn ermahnten, dass er schlafen sollte.

Besonders schlimm war es, wenn seine Eltern schon schliefen und er versuchen musste, die Antworten auf die Fragen selbst zu finden. Aber Antworten brauchte er. Auch wenn seine Eltern schliefen. Und so fragte er sich gerade, wofür Nacktschnecken da waren. Er wusste, dass sie gern die Pflanzen fraßen, die Mama und Oma so mochten. Er wusste, dass sie Schleimspuren hinterließen und wenn sie starben, hinterließen sie etwas, das aussah wie Kirschkerne. Milan dachte deshalb, dass Nacktschnecken eine Art rutschige Autobahn für andere Insekten bauten und dafür als Rohstoff die Lieblingspflanzen von Oma und Mama brauchten und nach dem sie gestorben waren, würden sie Pflanzensamen hinterlassen. Deshalb war es bestimmt blöd, wenn sie vorher ein Vogel fraß. Aber wofür sind dann Vögel wichtig? Milan seufzte und drehte sich von einer auf die andere Seite. Er wollte versuchen zu träumen und wählte das Kirbylevel aus, dass er im Kopf spielen wollte und irgendwann und irgendwie krochen Nacktschnecken am Boden, die von Vögeln gejagt worden und aus ihnen wuchsen Bäume, die Kirbys Weg blockierten, bevor er auf einer Nacktschnecke am Baum vorbeigleiten konnte ...

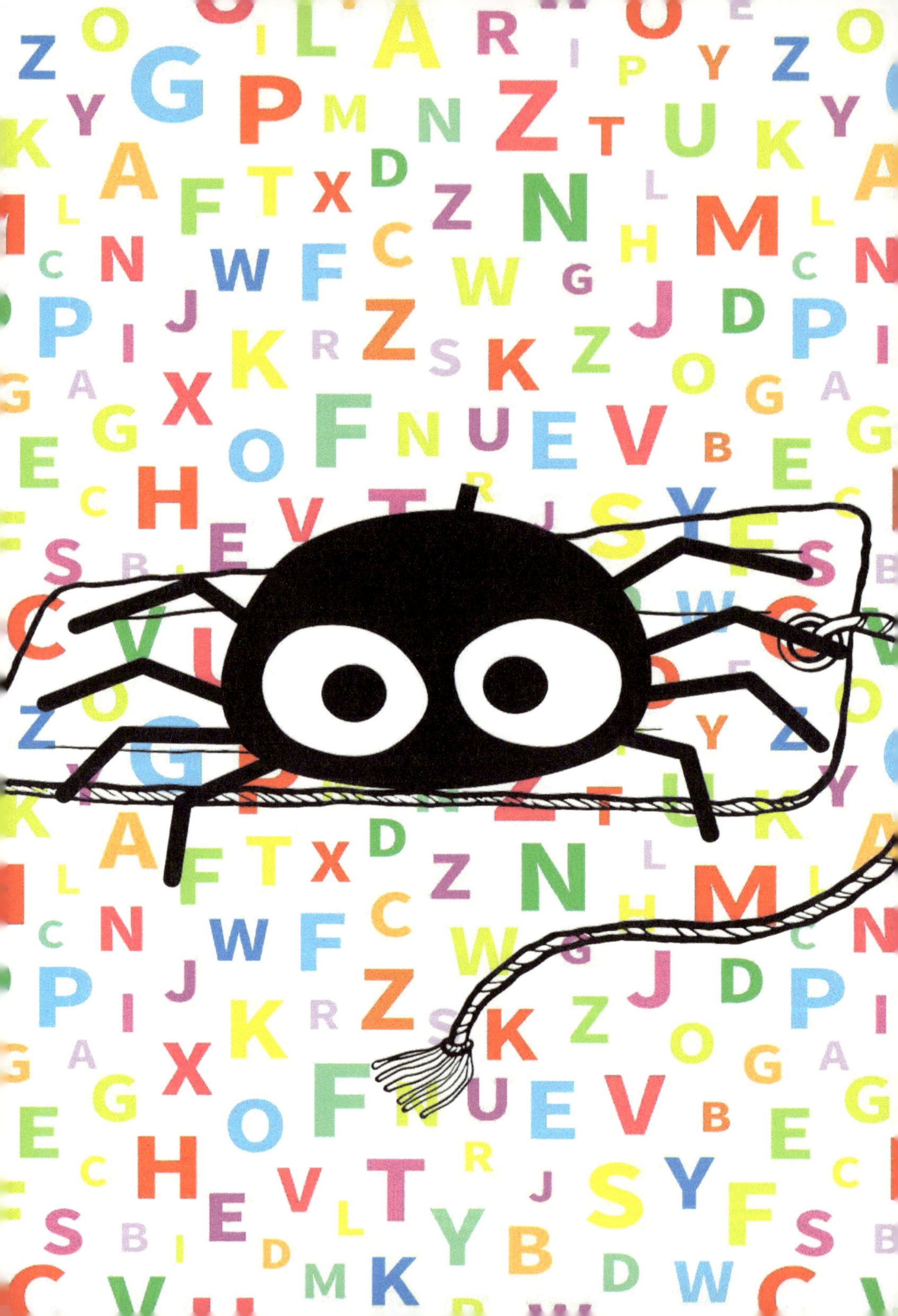

Das spinnenhafte Lesezeichen

Milan hatte Schwierigkeiten die Buchstaben zu lernen und noch größere dabei sie zu Wörtern zusammenzuziehen. Er hinkte hinterher. Ihm fiel es so schwer. Die Anderen lasen schon manchmal wie die Erwachsenen. Milan hatte gar keine Lust mehr es zu probieren. Er wollte nicht immer daran erinnert werden, dass er Schwierigkeiten mit Dingen hatte, die Anderen so leicht fielen. Seine Schulbegleiterin gab ihr Bestes, um Milan zu unterstützen. Milans Eltern ermutigten ihn jeden Tag zu lesen. Aber es half alles nicht.

"Die blöden Buchstaben, der blöde Bücherwurm... Warum soll ein Bücherwurm toll sein? Der macht Bücher kaputt! Wie soll der beim Lesen helfen?" Milan hatte keine Lust auf Buchstaben und Wörter und vor allem nicht auf Bücherwürmer.

Heute wurde er auch noch aufgerufen zu lesen: "Daaaaaaaaaas Leeeeeeeeseeeen isssssssssst schhhhhhhhhhhhhhhhhhön uuuuuuuunb dunnnt" - mühte er sich ab und wurde sauer auf diesen Satz. Erstes Lachen regte sich.

"UnD bunt", korrigierte die Lehrerin ruhig.

Nicht nur, dass die Buchstaben immer so tanzten, scheinbar die Zeilen wechselten und er ständig 'b' und 'd' vertauschte - jetzt logen die Wörter auch noch, dabei soll man das gar nicht. Das Buch flog schneller vom Tisch, als Katja reagieren konnte. Milan stand auf und ging von allein ins 'Auszeit-Zimmer'. Er wollte nicht ausgelacht werden, also hat er lieber abgebrochen. Und jetzt war es zu viel. Er wollte alles richtig machen. Dicke Tränen bahnten sich seinen Weg, er kratzte sich bis es blutete und bis Katja nachkam.

"Hier für dich", sagte sie und zeigte Milan ein Lesezeichen. Was sollte er denn damit?

"Das ist nicht irgendein Lesezeichen. Es heißt, dass es magische Kräfte hat. Ich habe eine Weile gebraucht es zu finden". Milans Augen wurden größer und er trat dichter heran.

"Eine Spinne!", freute er sich und knetete seine Ohren. Das Lesezeichen zierte eine schöne gelbe Spinne mit riesigen Augen. In einem der Augen war eine Art Glasstein eingearbeitet, ein Bein war wie ein 'b' geformt und zeigte auf den runden Bauch der Spinne. Ein Tastarm sah ganz dünn aus, dünner als die anderen, und sah aus wie ein 'd' und es sah auch sonst gigantisch schön aus. "Was kann es denn?", fragte Milan und übernahm das Lesezeichen wie ein Schatz von seiner Schulbegleiterin Katja.

"Es kann das Lesen leicht machen", flüsterte Katja ehrfürchtig, als sie es losließ. Milan ging zurück ins Klassenzimmer und folgte den Anderen beim Lesen in seiner Fibel. Die Spinne zeigte in ihrem Glasauge das Wort, was dran war in groß und die gerade Kante oben verhinderte, dass er verrutschte. Der Hinweis auf dem Bauch bzw. das dünne Tasthaar erinnerte ihn daran, was ein 'b' und was ein 'd' war und der dicke Spinnenkörper versteckte die Bücherwürmer vor seinen Augen. Milan wollte jetzt alles lesen. Aber nur mit seinem magischen Spinnenlesezeichen. Er drückte Katja für dieses Geschenk jetzt jeden Tag einmal zusätzlich.

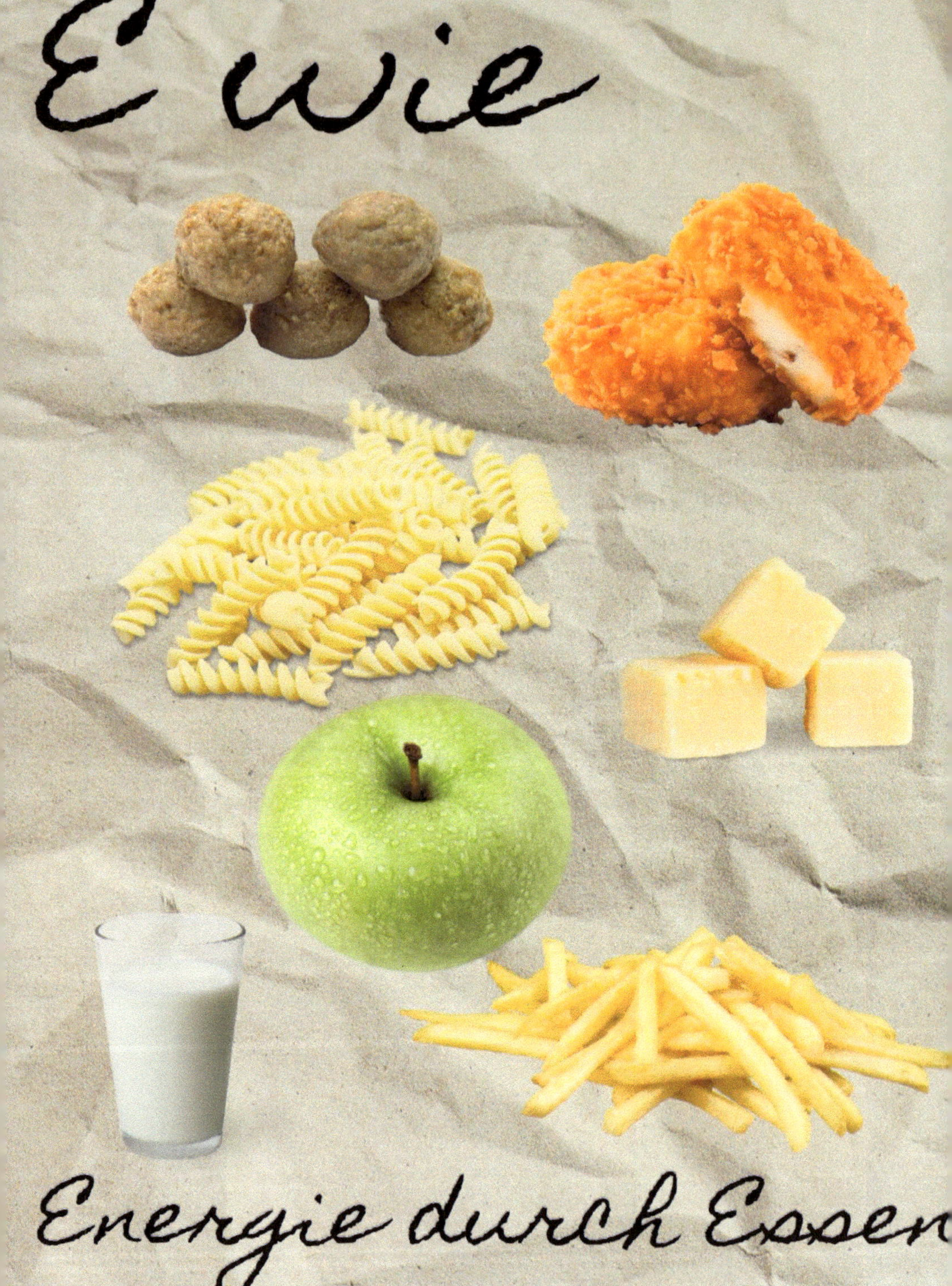
E wie
Energie durch Essen

E wie Energie durch Essen

Milan brauchte noch nie so viel Schlaf. Er hatte eigentlich immer Energie.

"Du bist doch total müde!", behaupteten seine Eltern gern. Sie hatten nicht recht. Manchmal fehlte ihm tatsächlich Energie - aber müde war er deshalb noch lange nicht. Denn dreimal gähnen kurz hintereinander musste er nie. Nur Milans Mutter machte dies oft.

Wenn er neue Energie brauchte, gab es dafür zwei Möglichkeiten:

1. Die Arme in wilden Kreisen bewegen - "wie eine aufladbare Taschenlampe mit Dynamo", sagte seine Familie dann.

2. Essen.

Das mit dem Essen war aber tatsächlich nicht so einfach. Die einzelnen Bestandteile durften sich bei den meisten Gerichten nicht berühren - das versaute die Konsistenz. Käse durfte auf den Nudeln nicht zerlaufen - Milan mochte keinen zerlaufenen Käse, denn er hasste die ewig langen Fäden, die er zog. In der Schule hatten sie das nicht gewusst. Na ja, bis gestern zumindest. Da wurde er wieder zum Vulkan-Menschen. Und seine Lieblingserzieherin hatte sich dann sogar eingesetzt, dass er nochmal kältere Nudeln mit Käse bekam. So war das Mittagessen gerade noch so zu retten gewesen. Denn hungrig im Hort zu sein, macht schlechte Laune. Da brauchte man Energie - gerade dort, wo Milan gerne mal schlafen würde, durfte er es nämlich nicht.

Kartoffeln waren eklig. Nur als Kartoffelbrei, ohne Stückchen darin, waren sie gerade so akzeptabel. Es gab nicht viel, das Milan aß. Aber was er aß, würde er auch eine Million Mal hintereinander essen. Also über mangelnde Vielfalt beschwerte sich Milan tatsächlich nicht. Im Gegenteil - schlimm war es, wenn seine Eltern Neues ausprobieren wollten.

"Einmal kosten", forderte der Papa auf, nachdem er schon eine ganze Weile mit Kochen beschäftigt gewesen war. Milan schaute abfällig. Da war was Grünes dran und sonderlich gut riechen tat es auch nicht.

"Du kennst die Regel", sagte Papa ruhig. Milan rollte mit seinen Augen.

"Gekostet wird immer", sagte Mama.

Milan nahm widerwillig etwas auf die Gabel und aß es. Das Stück Fleisch allein war nicht schlecht, also aß er das Fleisch heraus. Und Mama und Papa steuerten noch ihres bei. Aber die Soße und die Mischung aus dem Gemüse und Kartoffeln - das würde Milan nicht essen. Ein Glück musste er das auch nicht, denn sonst würde es ihn würgen.

"Die Psychotherapeutin sagte ja, dass das nicht mit Absicht ist, sondern manche Konsistenzen wirklich schwer erträglich für ihn sind", sagte Mama zu Papa, als sie sich die Reste von Milans Teller auftat. Papa zuckte mit den Schultern.

"Schön, dass du immerhin das Fleisch gegessen hast, Milan", meinte er und tätschelte Milan am Kopf. Anders als seine Eltern war Milan sehr schlank. Vermutlich, weil er immer so viel Essen noch auf dem Teller hatte, das er nicht aß, aber seine Eltern.

Zwischenfall

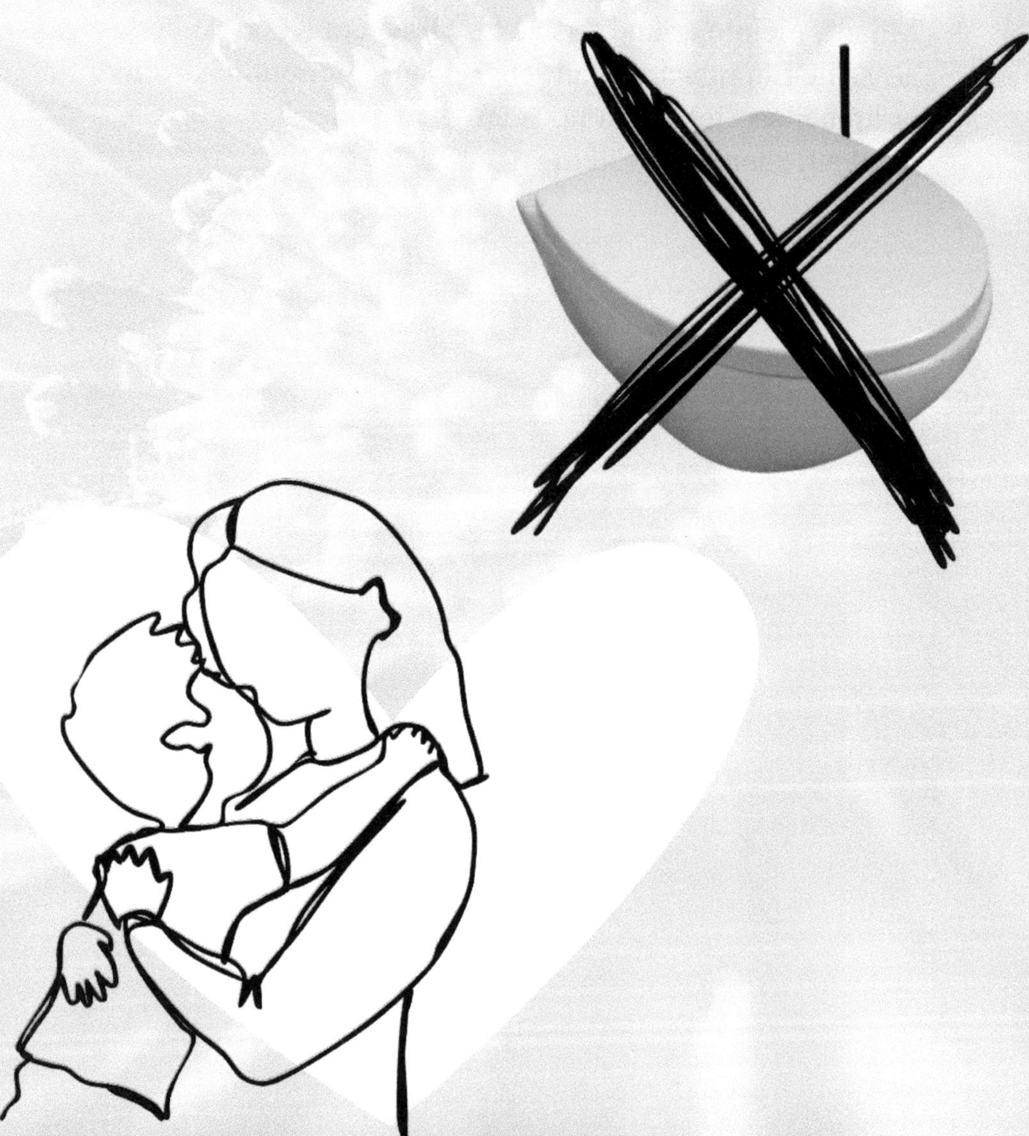

Zwischenfall

Ich wache zu einem plätschernden Geräusch im Flur auf. Das Geräusch kenne ich. Ich übergehe die schmerzenden, steifen Gelenke und schlage die Decke ruckartig zur Seite. Stehe auf. Milan steht weinend im Flur. Wie er dahin gekommen ist, weiß er selbst nicht mehr. Auch nicht, warum er weint. Ich auch nicht.Vermutlich spürt er warmes Wasser an seinen Füßen und dann realisiert er, dass es kein Wasser ist.

Milan hat in den Flur gepullert und kann sich gar nicht erinnern, wie das passieren konnte. Jetzt schämt er sich. Er weint mit zugekniffenen Augen. Ich bin noch ganz schlaftrunken und verwundert und auch etwas sauer.

"Was ist denn da passiert?", tauche ich mehr, als ich frage und schaue an die Wand. Milan hatte diesmal nicht nur auf den Boden, sondern auch an die Wand gepullert. Ich versuche ruhig zu bleiben. Diesmal habe ich nicht mal mitbekommen, dass er umhergelaufen ist. Vielleicht sollten wir nachts die Tür verschließen...

"Gehe nochmal auf Toilette und schaue, ob nicht noch mehr kommt".

Milan ist noch gar nicht ganz bei sich. Er träumt mehr, als dass er wach ist und da ist noch viel in seinem 'Tank' - wie er es nennt. Und ich jetzt auch.

Schnell mache ich mit Handtüchern, die ohnehin in die Wäsche müssen, den Flur trocken. So viel Pragmatismus geht auch um halb zwei nachts. Ich wasche Milan. Er weint ganz bitterlich.

"Alles gut, Milan. Ich wollte nicht schimpfen - ich war nur überrascht und müde... So wie du. Ich glaube, du bist schlafgewandelt."

Ich breite die Arme aus und Milan nimmt das Angebot gern an. Er hasste Momente, in denen er nicht nur die anderen nicht verstand, sondern vor allem sich selbst nicht. Die Umarmung macht es aber leichter. Mama, Papa, Omas, Opas, Onkel, Tante, Juli, die Ratten, der Kater, Kirby und Spinnen machten es hoffentlich leichter. Vor allem das Abtauchen in seinen Spielen. Milan entspannt sich wieder und mit einem gute-Nacht-Kuss von mir schläft er ein.

Während Milan den nächtlichen Zwischenfall so sicher vergessen würde, wie er zu 'morgen' 'gestern' sagte, vergaß es weder ich, noch Papa - der nachts froh war einfach weiter schlafen zu können und wir überlegen, ob das Treffen mit dem anderen Kind wohl vielleicht zu aufregend war. Und vor allem überlegen wir, wie man Uringeruch aus Rauhputz bekommt.

Milan lag derweil wieder mit den Händen neben seinem Kopf und schlief scheinbar friedlich.

Du fragst dich, was das soll? Wo die Pointe dieser Geschichte ist, warum sie nicht aus Milans Sicht erzählt wird?

Weil auch diese Momente der Rätselhaftigkeit über Ereignisse und Verhalten normal sind. Weil man manchmal keine Erklärung hat. Und weil manchmal nur die Liebe und das Verständnis hilft.

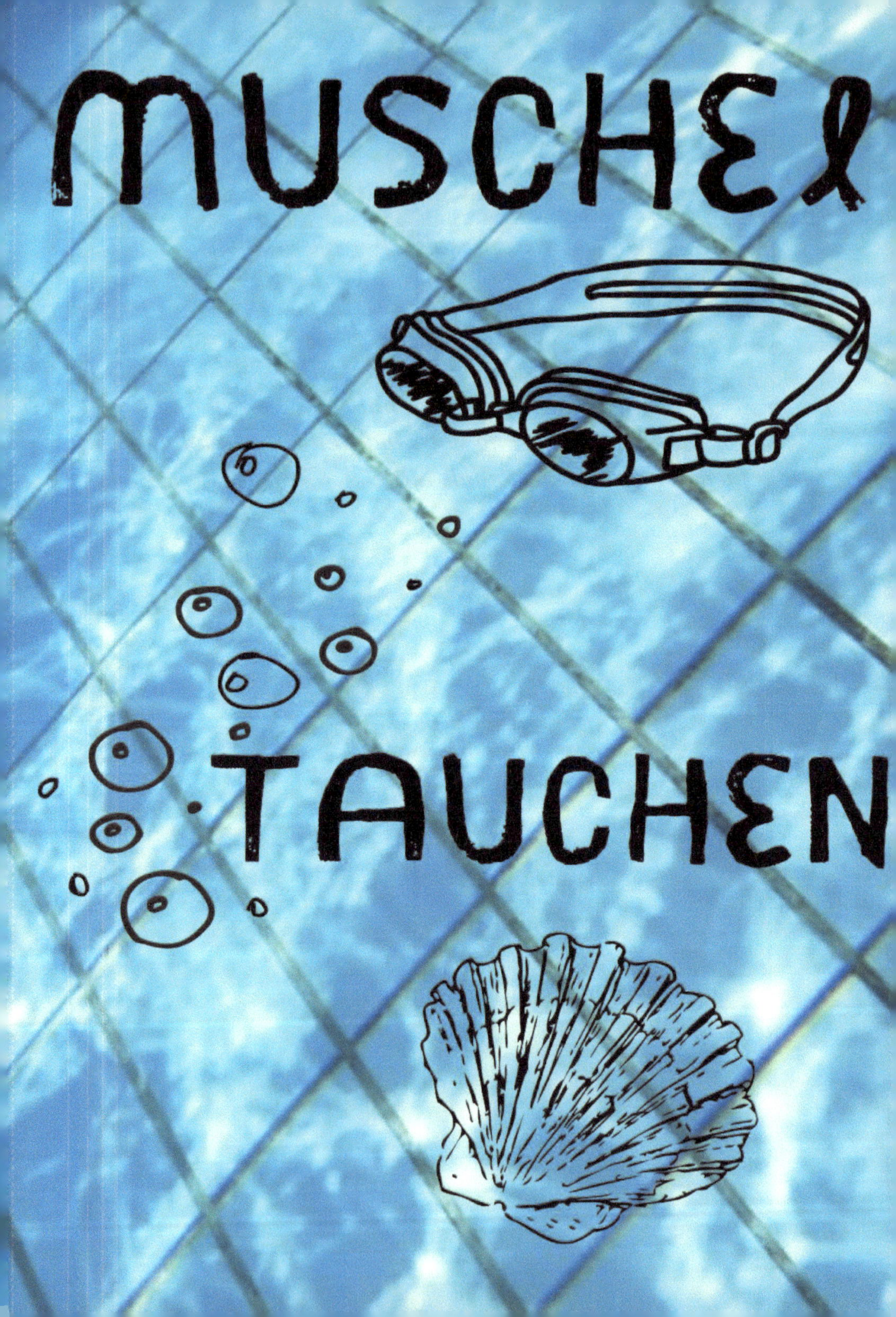

MUSCHEL

TAUCHEN

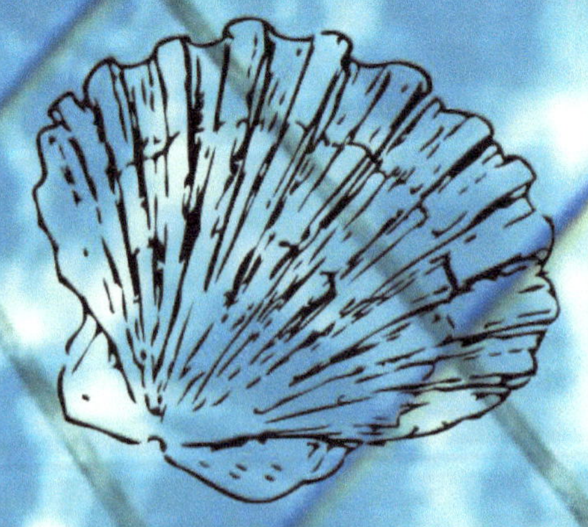

Muscheltauchen

Das Kind am Wasser sprach eine andere Sprache. Doch obwohl sie in einem anderen Land waren - sie mussten auf dem Weg hierher sogar durch Tschechien und die Slowakei fahren - sprachen viele Menschen seine Sprache, denn er verstand sie. Das Kind am Wasser, das mit seiner Sandschaufel sprach, verstand er nicht, aber das war ja auch nicht nötig. Er kniete sich zu ihr in den Sand und buddelte energisch ein tiefes Loch. Er wollte sie beeindrucken. Denn er war stark und das konnte er ihr zeigen, auch ohne, dass sie dieselbe Sprache sprachen. Doch leider war das Kind nicht so begeistert. Es zeigte auf das tiefe Loch und begann zu weinen. Milan nahm die Hände bis Schulterhöhe in die Luft und zuckte mit den Achseln. Dann wusste sie seine Kraft eben nicht zu schätzen, bei dem heißen Wetter, war es im Wasser ohnehin viel schöner. Papa wartete im Wasser schon mit einem Ball. Doch den ignorierte er.

Eine Abkühlung war das Wasser auch nicht wirklich. Aber er liebte es dennoch zu schwimmen und auf dem Sandboden nach Muscheln zu tauchen. Mama freute sich immer so über die Muscheln, also hörte er nicht auf, nach ihnen zu tauchen. Papa wollte derweil mit ihm Ball spielen. Doch dafür war es ohnehin zu windig - noch ein Grund weshalb es im und vor allem unter Wasser angenehmer war. Anders als das Wasser im Schwimmbad brannte das Wasser gar nicht in seinen Augen und das gefiel Milan sehr. Die meiste Zeit guckte nur sein Popo aus dem Wasser. Irgendwie wollte der immer oben schwimmen. Mama war wieder so angespannt. Auch die vielen Muscheln, die er schon gefunden hatte, änderten das nicht. Milan erinnerte sich dunkel an ein Mädchen mit blauen Lippen beim Baden in einem Schwimmbad, wo sie nur einmal gewesen waren. Sie war ganz blass gewesen. Seither war Mama immer komisch, wenn Milan im Wasser spielte, schwamm und tauchte. Aber selbst die Anspannung seiner Mama war im Urlaub besser zu ertragen, weil sie trotz der Anspannung viel mehr lächelte als sonst. Auch Papa war viel mit Lachen beschäftigt und sah mit seiner roten Nase heute darüber hinaus ziemlich witzig aus. Ein bisschen wie ein Clown. Auch wenn er den Zirkus sonst nicht mochte, die rote Sonnenbrandnase seines Papas unterhielt ihn so gut, dass er sich beim Schwimmen ein ums andere Mal verschluckte, wenn er sich zu seinem Papa umdrehte.

Dem Kind von vorhin hatte er zur Entschuldigung die besten Muscheln aufgehoben. Er legte sie vor sie hin und verbeugte sich. Das Kind schaute verwirrt zu seiner Mutter, die Milan freundlich anlächelte. Im Urlaub lächelten alle mehr als sonst. Und das war wunderschön. Bei einem Lächeln wusste er wenigstens, was es bedeutete.

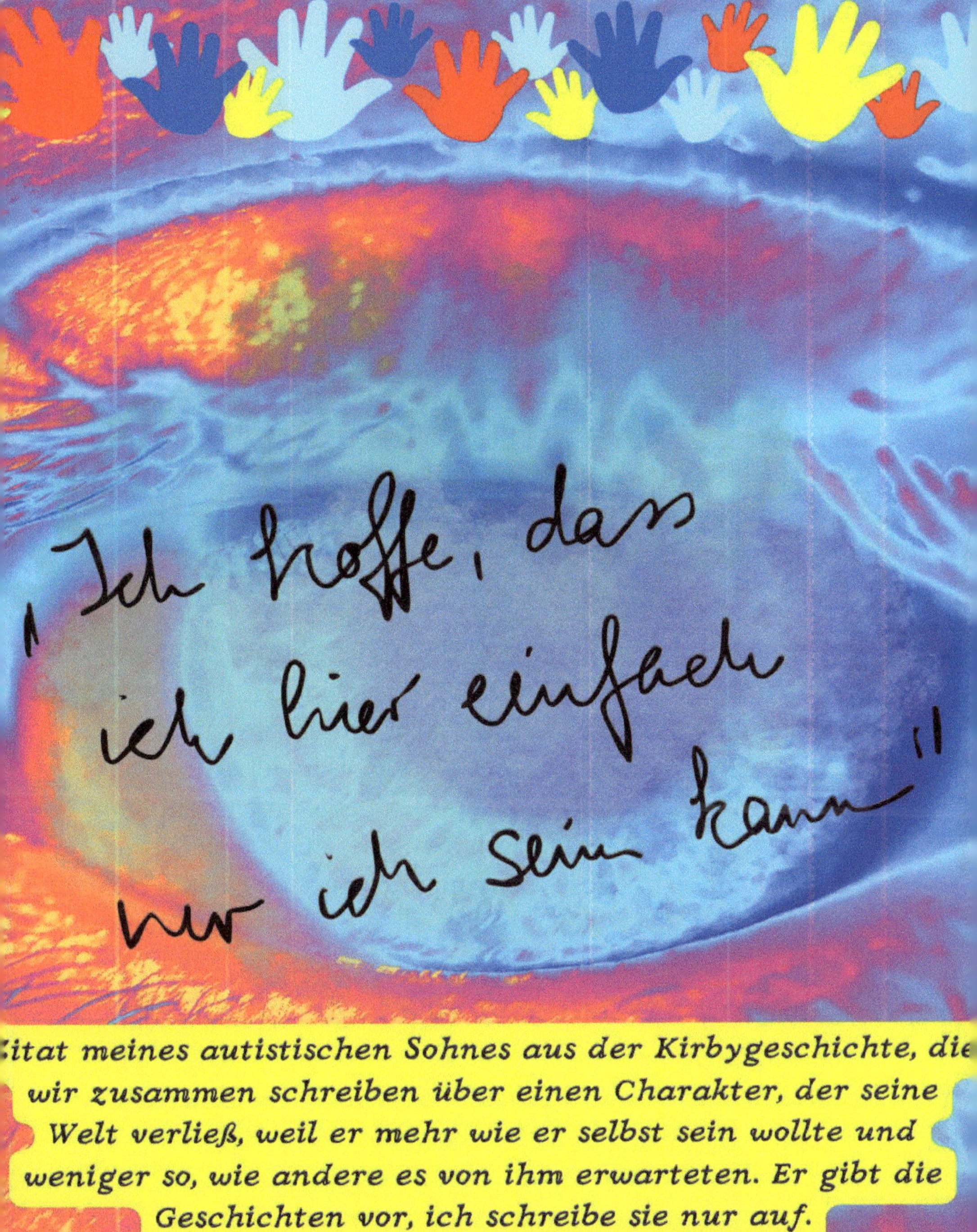

Zitat meines autistischen Sohnes aus der Kirbygeschichte, die wir zusammen schreiben über einen Charakter, der seine Welt verließ, weil er mehr wie er selbst sein wollte und weniger so, wie andere es von ihm erwarteten. Er gibt die Geschichten vor, ich schreibe sie nur auf.

Zu laut, zu bunt, zu viel

Manchmal ist alles laut. *Zu laut.* Manchmal ist alles bunt. *Zu bunt.* Manchmal ist es zu viel. *Alles.* Es heißt immer, dass mir eine Art ‚Filter' fehlt. Ich kenne diesen Filter nicht, doch wenn alles zu viel ist, hätte ich ihn gern. Es muss schön sein - denke ich mir dann - wenn es einfach laut ist. **Nicht zu laut.** Wenn es einfach bunt ist. **Nicht zu bunt.** Wenn es einfach viel ist. **Aber nicht zu viel.**

Mama ist es manchmal auch zu viel. Sie sagt es dann auch. Ich frage mich, ob Mama ist wie ich. Papa sagt nicht, dass es ihm zu viel ist. Aber ihm ist es manchmal auch zu viel. Aber mir ist es viel öfter zu viel. Mir ist es viel öfter zu laut. Ich bin immer gerne mit einkaufen gegangen, aber diese Werbung mit der muhenden Kuh – das ist zu viel. Selbst wenn ich mich auf den Bode setze und die Ohren zuhalte, höre ich die blöde Kuh noch muhen.

Die Kinder lieben Feste, den Zirkus. Ich liebe den nicht. Nicht nur wegen mancher der doofen Tiere, auch wegen der vielen Menschen - *zu viele.* Viele Geräusche – *zu viele.* Viele Gerüche – *zu viele.* Viele Regeln - *zu viele.* Viel zu sehen – *zu viel.*

Manchmal verstehe ich die lustigen Videos nicht, die meine Eltern anmachen. Mama ist von meinen Rückfragen genervt, aber es geht alles so schnell. *Zu schnell.*

Manchmal ist es, als würden alle um mich herum doppelt so schnell alles machen, wie ich. Es ist hektisch. *Und ich bin immer zu langsam.* Aber dennoch finde ich es gut, wie ich bin: Ich bin stark, robust, süß, ein guter Taucher und Schwimmer, kann richtig gut spielen – besser als Mama und selbst Papa verliert bei Kirby, der erste Teil, gegen mich. Ich habe Menschen, die mich lieben, Menschen, die ich viele Herzen liebhabe. Ich habe keine Schmerzen - anders als Mama. Ich habe mehr Zeit zu spielen als Mama und Papa. Ich kann mir vorstellen mal Spieler zu werden oder Fotograf. Aber manchmal wäre ich gerne wie die meisten. **Wie alle, die ich kenne.** Ich kenne keinen anderen, der so ist wie ich. Manchmal ist das schön, manchmal bin ich einsam. Manchmal frage ich mich, warum mich niemand zu seinem Geburtstag einlädt, warum sich niemand mit mir nach der Schule trifft. Dann bin ich traurig. Und meine Eltern sind es auch – glaube ich. Doch wenn ich dann andere treffe, dann ist es laut - *zu laut.* Dann ist es wieder so, dass ich langsam bin - *zu langsam.* Und dann wird es mir schnell zu viel - *viel zu viel.* Spielen ist einfacher. **Da kann ich sein, wie ich bin.** Zu Hause kann ich sein, wie ich bin.

Aber in der Schule nicht. Da muss ich schnell sein. Da ist es laut, da ist es bunt. Irgendwie geht es immer darum, dass man wenig Zeit hat. Darum, wer am schnellsten ist - zum Beispiel beim Rechnen. Wer am schönsten schreibt. Wer am besten liest. Ich kann nichts am besten. Ich kann am besten spielen. Aber in der Schule zählt das nicht. Manchmal wäre ich gern, wie die anderen Kinder, die keinen Erwachsenen neben sich sitzen haben.

Aber auf der anderen Seite: Ich liebe Katja und bestimmt sind alle neidisch auf mich. In der Schule habe ich auch oft Kopf-Bauchschmerzen, werde zum Vulkan-Menschen. Weil alles so viel ist. *Viel zu viel. Zu bunt, zu laut. Dann wäre ich gern weniger ich und mehr wie die meisten.*

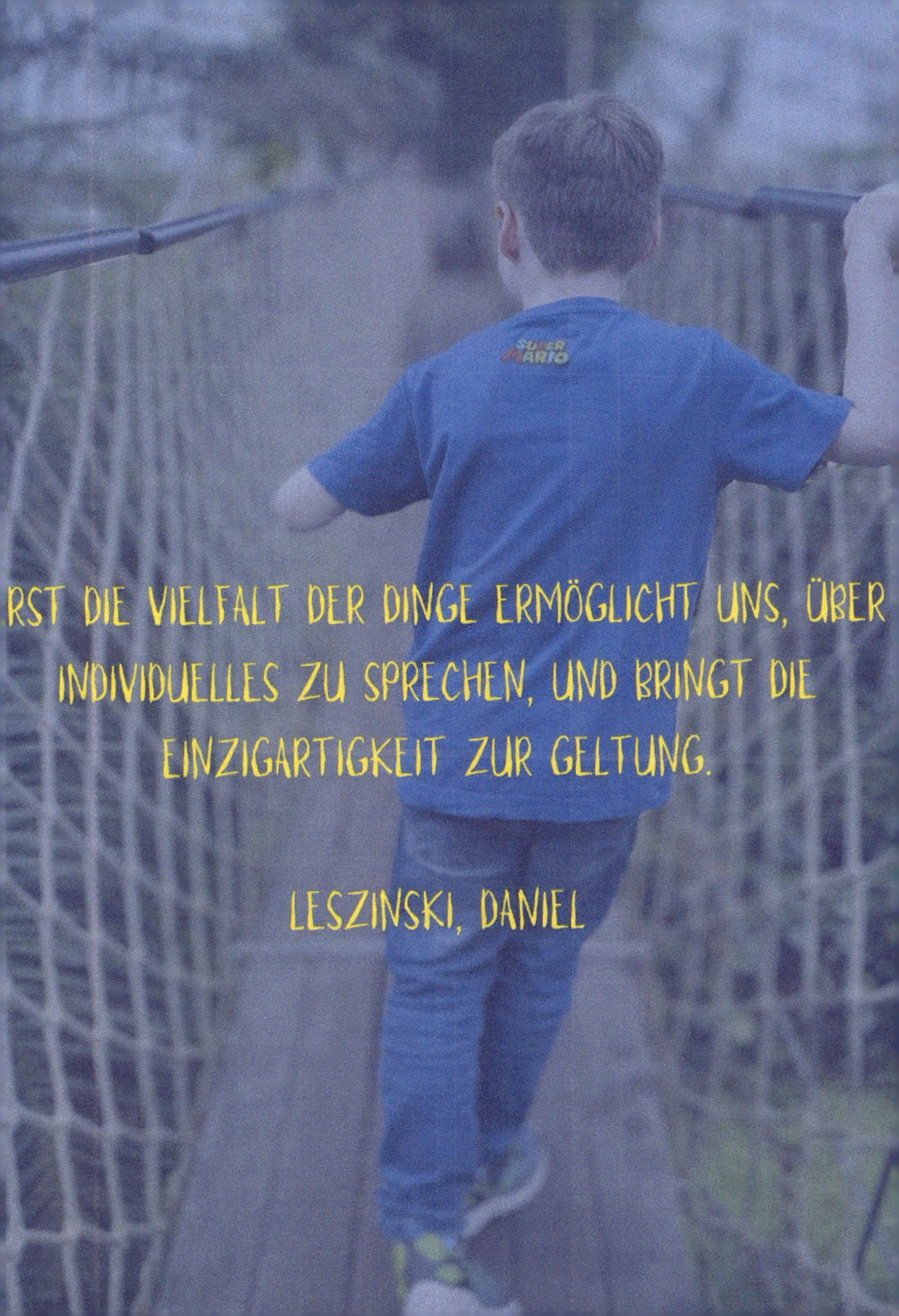
RST DIE VIELFALT DER DINGE ERMÖGLICHT UNS, ÜBER
INDIVIDUELLES ZU SPRECHEN, UND BRINGT DIE
EINZIGARTIGKEIT ZUR GELTUNG.

LESZINSKI, DANIEL

Nachwort - Was ist Autismus?

Die Frage ist leicht zu beantworten, wenn man sich an die Diagnosekriterien der International Classification of Disorders (ICD) der World Health Organisation (WHO) hält. Doch noch gilt hierzulande die 10. Version - in Bezug auf Autismus heißt es, dass es den Stand der Wissenschaft zu Autismus der 1970er und 1980er widerspiegelt. Das entspricht nicht mehr dem aktuellen Stand. Im ICD-10 wird beispielsweise noch zwischen Asperger Syndrom, frühkindlichen und atypischen Autismus unterschieden. Beim amerikanischen Diagnostic an Statistical Manual of Mental Disorders (DSM) der American Psychiatric Association (APA), das derzeit in der fünften Revision vorliegt und anders als das ICD nur psychische Erkrankungen umfasst, wird Autismus als Autismusspektrumstörung erfasst. Damit trägt es der Heterogenität von Autismus besser Rechnung als das ICD-10. Mit der in den Startlöchern befindlichen 11. Version des ICD, ist dann auch in Deutschland von der Autismusspektrumstörung (ASS) die Rede. In dieser Version wird auch dem Umstand Rechnung getragen, dass man herausgefunden hat, dass gerade bei Jungen die ASS auch mit der Aufmerksamkeitsdefizit-Hyperaktivitätsstörung einhergehen kann. Im ICD-10 schließt sich das theoretisch aus.

Die Kriterien des DSM-V für ASS lauten (Auszug mit sprachlichen Veränderungen und Kürzungen):

A. Anhaltende Defizite in der sozialen Kommunikation und sozialen Interaktion über mehrere Kontexte hinweg, die sich im Folgenden aktuell oder in der Geschichte manifestieren.

B. Eingeschränkte, sich wiederholendes Verhaltens-, Interessen- oder Aktivitätsmuster, welche sich in mindestens zwei der folgenden aktuellen oder historischen Kriterien manifestieren

-Stereotype oder sich wiederholende motorische Bewegungen, Verwendung von Objekten oder Sprache

-Beharren auf Gleichheit, unflexible Einhaltung von Routinen, ritualisierten Mustern oder verbalem nonverbalem Verhalten

-Stark eingeschränkte, fixierte Interessen mit abnormaler Intensität oder starkem Fokus

-Hyper- oder Hyporeaktivität gegenüber sensorischen Eingaben oder ungewöhnlichem Interesse an sensorischen Aspekten der Umgebung

Hinzu kommt die Beurteilung des Schweregrades (leicht – mittel – schwer). Der Schweregrad basiert auf Beeinträchtigungen der sozialen Kommunikation und eingeschränktem, sich wiederholenden Verhaltensmustern.

C. Die Symptome müssen in der frühen Entwicklungsphase vorliegen - können sich aber auch erst später vollständig manifestieren.

D. Symptome verursachen klinisch signifikante Beeinträchtigungen in sozialen, beruflichen oder anderen wichtigen Bereichen der gegenwärtigen Funktionsweise.

E. Diese Störungen lassen sich nicht durch andere Erkrankungen erklären.

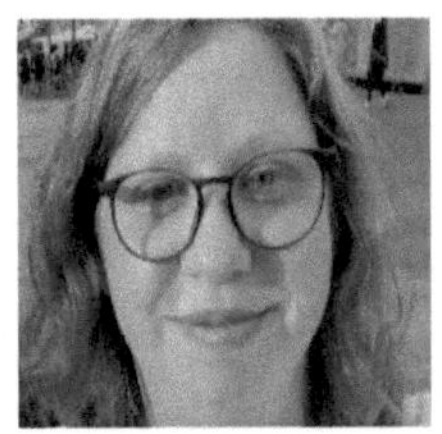

LISA SMOLINSKI

Manchmal fühle ich mich wie ein Schwamm. Alles um mich herum, alles was ich sehe, höre, was mich andere fühlen lassen, was ich dazu denke... ich sauge es förmlich auf. Und irgendwann muss alles raus, weil ich sonst platze. Also schreibe ich über all diese Eindrücke, um sie zu verarbeiten und wieder Platz und Kraft für neue Eindrücke zu haben. Bevor ich es niederschreibe, arbeitet es tage-, wochen- oder monatelang in mir. Und dann findet es endlich seinen Weg aufs Papier: mal als autobiographische Erzählung und mal verpackt in phantasievolle Geschichten. Was sind deine Geschichten?

Hat dir dieses Buch gefallen?

Dann erzähle es bitte weiter!

Kennst du andere autistische Kinder, oder Angehörige von autistischen Kindern? Gib das Buch gern an sie weiter!

Hast du Fragen und oder Anregungen?

Schreib mir gern:

lisa.smolinski.email@gmail.com

oder besuche meine Website:

lisa-smolinski.de

Vielen lieben Dank für deine Zeit!